誤嚥性肺炎の予防とケア

7つの多面的アプローチをはじめよう

国立長寿医療研究センター　老年内科　医長
愛知医科大学大学院医学研究科
緩和・支持医療学 客員教授

前田 圭介

医学書院

著者略歴

前田 圭介 Keisuke Maeda

国立長寿医療研究センター　老年内科　医長
愛知医科大学大学院医学研究科
緩和・支持医療学　客員教授

1998年熊本大学医学部卒業．医学博士．急性期病院，へき地病院，訪問診療，介護施設，回復期リハビリテーション病院などでの診療経験を活かし，2011年より玉名地域保健医療センター摂食嚥下栄養療法科NSTチェアマン．17年より愛知医科大学に勤務．20年より現職．
高齢者の摂食嚥下障害と栄養障害を専門に臨床・研究・教育に従事している．国内外の学術誌に誤嚥性肺炎や臨床栄養学に関する研究論文・総説論文など50編以上発表．
日本静脈経腸栄養学会認定医，日本病態栄養学会専門医，日本消化器病学会専門医，日本消化器内視鏡学会専門医．
著書：『高齢者の摂食嚥下サポート　老嚥　オーラルフレイル　サルコペニア　認知症』(共著，新興医学出版社，2017)，『口から食べる幸せをサポートする包括的スキル　KTバランスチャートの活用と支援　第2版』(共著，医学書院，2017)．

誤嚥性肺炎の予防とケア
―7つの多面的アプローチをはじめよう

発　行	2017年9月15日　第1版第1刷Ⓒ
	2021年12月15日　第1版第4刷
著　者	前田圭介
発行者	株式会社　医学書院
	代表取締役　金原　俊
	〒113-8719　東京都文京区本郷1-28-23
	電話　03-3817-5600(社内案内)
印刷・製本	三報社印刷

本書の複製権・翻訳権・上映権・譲渡権・貸与権・公衆送信権(送信可能化権を含む)は株式会社医学書院が保有します．

ISBN978-4-260-03232-2

本書を無断で複製する行為(複写，スキャン，デジタルデータ化など)は，「私的使用のための複製」など著作権法上の限られた例外を除き禁じられています．大学，病院，診療所，企業などにおいて，業務上使用する目的(診療，研究活動を含む)で上記の行為を行うことは，その使用範囲が内部的であっても，私的使用には該当せず，違法です．また私的使用に該当する場合であっても，代行業者等の第三者に依頼して上記の行為を行うことは違法となります．

JCOPY〈出版者著作権管理機構　委託出版物〉
本書の無断複写は著作権法上での例外を除き禁じられています．複写される場合は，そのつど事前に，出版者著作権管理機構(電話 03-5244-5088，FAX 03-5244-5089，info@jcopy.or.jp)の許諾を得てください．

はじめに

本書は高齢者の医療や介護・福祉にかかわるすべての方に向けて執筆しました．高齢者や食べる問題を抱える方が誤嚥性肺炎を発症して入退院を繰り返し徐々に弱っていくこと，また，入院中に誤嚥性肺炎を発症して，入院した疾病ではなく肺炎を契機に身体機能や食べる機能がさらに低下する，時には命に影響することを私は実臨床で経験してきました．おそらく本書を手に取ってくださった方の多くが同様のケースを経験したことがあるのではないでしょうか．

医学的な治療として，肺炎に抗菌薬（抗生物質）をどう使うかが議論されています．しかし，薬物治療だけではなく，もっと多くの側面から誤嚥性肺炎をケアすることで患者さんの予後がよくなることが少しずつわかってきました．また，誤嚥性肺炎の発症にも多くの因子がかかわっていて，1つの処置だけで予防が完結するものではないと考えられるようになってきました．本書では，「誤嚥性肺炎の予防と治療中のケアについて，多面的なアプローチを包括的に提供する」というコンセプトのもとに，そのほとんどのエッセンスを記載しています．

本書で示す多面的アプローチは，絶対に欠かせない3つの柱（口腔ケア・リハビリテーション・栄養管理）と3つの工夫（食形態の工夫・ポジショニングの工夫・薬剤の工夫），そしてより安全に効率よく食べるための食事介助技術という7つの側面で構成されています．それぞれについて章を設けて解説しています．
「誤嚥性肺炎を発症するかもしれないから（怖くて）口から食べることを敬遠する」，これは常に正しい選択といえるでしょうか？　多面的な評価とこれらすべてに配慮したケアを提供することが，誤嚥性肺炎の予防や治療に最良の効果をもたらすのです．最後の第10章には，臨床現場で使いやすいKTバランスチャートも紹介しています．KTバランスチャートは食支援促進のための多面的評価ツールであり，すでにツールの信頼性や妥当性が証明された科学的なツールでもあります．3つの柱・3つの工夫・食事介助技術をマスターし，KTバランスチャートを用いて多面的で包括的なケアをぜひ実践してください．

はじめに

　誤嚥性肺炎の予防とケア，そして食べる支援は，高齢者医療と介護・福祉に携わる人々の熱意や知識，技術次第で結果が変わってきます．食べる障害をもつ人や今後食べる機能が低下するかもしれない人への多面的・包括的アプローチを関係者と連携しながらよりよいものにしていきましょう．そして，患者さんの元気で喜びあふれる心からの笑顔を引き出しましょう．きっとご家族も笑顔になることでしょう．それがケア提供者のさらなるやる気や仕事のやりがいにもつながります．すべてがシナジー効果を生みだすのです．

　本書は多くの関係者のお力添えにより完成いたしました．特に，KTバランスチャートの生みの親である小山珠美氏，補綴（入れ歯）のエキスパートであり口腔のサルコペニアをいち早く提唱された藤本篤士先生にはこの場を借りて厚く御礼申し上げます．

　本書の執筆を始めた直後に起きた熊本地震では，多くの関係者にご支援をいただきました．震災後肺炎を予防するために私たちはチームをつくり，震源地の避難所で発震直後から2週間，多面的・包括的食支援を行うことができました．直接的に，また間接的にサポートしてくださいました全国の支援者の皆さまに深く感謝申し上げます．

2017年8月

前田 圭介

執筆・協力者一覧

執筆

- **前田 圭介**
  国立長寿医療研究センター　老年内科　医長
  愛知医科大学大学院医学研究科
  緩和・支持医療学 客員教授，医師

協力

- **藤本 篤士**
  札幌西円山病院歯科診療部長，歯科医師
  第3章内「義歯不適合の影響」・「義歯装着と洗浄」執筆

- **小山 珠美**
  NPO法人口から食べる幸せを守る会理事長，看護師
  JA神奈川県厚生連伊勢原協同病院摂食機能療法室
  第9章「誤嚥リスクを最小限にする食事介助技術」
  第10章「食支援促進ツール (KTバランスチャート)」監修

目次 CONTENTS

はじめに ……………………………………………………………………… iii

第1部 誤嚥性肺炎の予防とケアのための基礎知識 …………………… 1

第1章 誤嚥性肺炎の基礎知識
- 誤嚥性肺炎とは …………………………………………………………… 2
- 誤嚥性肺炎の発症にはさまざまな要因が関与する …………………… 4
- 誤嚥性肺炎の発症にかかわる要因，さらに詳しく …………………… 6

第2章 3つの柱・3つの工夫・食事介助法についての総論
- 誤嚥性肺炎の予防とケアにおける7つの多面的アプローチ ………… 8
- 食事介助技術を習得する必要性 ………………………………………… 10

第2部 誤嚥性肺炎の予防とケアの3つの柱 ……………………………… 13

第3章 3つの柱　①口腔ケア
- 口腔ケアは口腔保清と機能的口腔ケアからなる ……………………… 14
- 口腔内細菌について ……………………………………………………… 16
- 唾液の役割を知る ………………………………………………………… 18
- 義歯不適合の影響 ………………………………………………………… 20
- 義歯装着と清掃 …………………………………………………………… 22
- 口腔保清 …………………………………………………………………… 24
- ケア提供者が行う機能的口腔ケア（口腔のリハビリテーション）… 26
- 自立している方向けの機能的口腔ケア（1）…………………………… 28
- 自立している方向けの機能的口腔ケア（2）…………………………… 30
- 要介助者への口腔ケア …………………………………………………… 32
- 禁食中の口腔衛生 ………………………………………………………… 34

第4章 3つの柱 ②リハビリテーション
- リハビリテーションとは ……………………………… 36
- 誤嚥性肺炎の予防とケアとしてのリハビリテーション …… 38
- マンツーマンで行うリハビリテーション ………………… 42
- 集団で行うリハビリテーション (1) ……………………… 44
- 集団で行うリハビリテーション (2) 遊びリテーション …… 46
- 日中の離床 ……………………………………………… 48
- 日中の起床 ……………………………………………… 50

第5章 3つの柱 ③栄養管理
- 脱水と感染症 …………………………………………… 52
- タンパク質と筋肉 ……………………………………… 54
- 栄養量目標（カロリー） ……………………………… 56
- 栄養評価方法あれこれ ………………………………… 58
- リハビリテーション栄養 ……………………………… 60
- リハ栄養の実践 (1) フレイル高齢者編 ………………… 62
- リハ栄養の実践 (2) 要介護高齢者編 …………………… 64
- リハ栄養の実践 (3) 寝たきり高齢者編 ………………… 66

第3部
誤嚥性肺炎の予防とケアの3つの工夫 …… 69

第6章 3つの工夫 ①食形態
- 食形態の工夫 …………………………………………… 70
- 調整食の一歩進んだ工夫 ……………………………… 72
- 食形態の指標あれこれ ………………………………… 74
- とろみ剤・ゲル化剤のあれこれ ……………………… 76
- 義歯調整と食形態 ……………………………………… 78

第7章 3つの工夫 ②ポジショニング
- ポジショニングの工夫 ………………………………… 80
- 要介護者の座り方 ……………………………………… 82
- 頸部前屈位 ……………………………………………… 84
- 頸部拘縮に対するアプローチ ………………………… 86

第8章 3つの工夫 ③薬剤
- 薬剤の工夫 ……………………………………………… 88
- 悪影響を及ぼす可能性のある薬 (1) 唾液編 …………… 90
- 悪影響を及ぼす可能性のある薬 (2) その他 …………… 92
- よい影響をもたらす可能性のある薬 …………………… 94

目次 CONTENTS

第4部 食事介助法　97

第9章 誤嚥リスクを最小限にする食事介助技術
- 食事介助技術　98
- 食べる環境づくり　100
- 食べる姿勢　102
- 食器配置と食物認知　104
- 食具操作　106
- セルフケア支援　108
- 代償法　110
- 重度認知症患者の食事介助　112

第10章 食支援促進ツール（KTバランスチャート）
1. 食べる意欲　117
2. 全身状態　118
3. 呼吸状態　119
4. 口腔状態　120
5. 認知機能（食事中）　121
6. 咀嚼・送り込み　122
7. 嚥下　123
8. 姿勢・耐久性　124
9. 食事動作　125
10. 活動　126
11. 摂食状況レベル　127
12. 食物形態　128
13. 栄養　129

索引　131

COLUMN
- 誤嚥性肺炎の診断方法　12
- 食べたら誤嚥性肺炎が起こるのか？　12
- 摂食嚥下運動のメカニズム　68
- リフィーディング症候群に注意　68
- 摂食嚥下機能評価　96
- 不顕性誤嚥の評価法　96
- 評価者によるスコアの違い　130
- 多職種チーム3種類　130

イラスト　イラスト工房
装丁・デザイン　hotz design inc.

本書で使用する用語の意味

患者 本書ではなんらかの健康上の問題を抱え，医学的治療やケアが必要な方を「患者」と表記しています．医療・保健福祉の対象者，またはサービスなどの利用者と捉えていただいても構いません．あなたの所属する施設で出会う方に置き換えて読んでください．

ケア提供者 本書では患者にケアを提供する人を「ケア提供者」と表記しています．具体的には，看護職や介護職，リハビリ職，また患者家族を想定しています．

第1部
誤嚥性肺炎の予防とケアのための基礎知識

第1章 誤嚥性肺炎の基礎知識

第2章 3つの柱・3つの工夫・食事介助法についての総論

　誤嚥性肺炎とはどのような疾患でしょうか？　あなたは理解していますか？　摂食嚥下障害だけに着目していませんか？

　第1章「誤嚥性肺炎の基礎知識」では，誤嚥性肺炎発症のメカニズムや治療について記載しています．正しい知識を身につけ，予防や治療にあたりましょう．

　第2章「3つの柱・3つの工夫・食事介助法についての総論」では，本書で述べる7つの多面的アプローチである，「絶対に欠かせない3つの柱」と「リスクマネジメントである3つの工夫」，そして「食事介助法」の重要性について紹介します．予防や治療には，このような多面的な評価と介入が必要です．薬だけで治療できる，ワクチンだけで予防できるとは限らないのです．患者さんにかかわる方が行うすべてのケアが結集してこそ，誤嚥性肺炎の予防や治療の効果があらわれます．

　まずは第1部を読んで，「自分にできること」を考えてみましょう．

誤嚥性肺炎とは

> **Message**
> ▶ 誤嚥性肺炎は，咽頭から誤って気道にモノが入り，その誤嚥物に含まれていた細菌によって引き起こされる細菌性肺炎である
> ▶ 死亡率が高いばかりでなく，誤嚥性肺炎後に食べる機能，身体機能，認知機能の低下がみられることもあるため，適切なケアを提供することが大切である

　誤嚥性肺炎は，「ゴクン」という嚥下運動によって，本来ならば咽頭から食道へ送り込まれるモノが誤って気道に入り，その誤嚥物に含まれていた細菌によって引き起こされる細菌性肺炎を指します．誤嚥物は必ずしも食べ物とは限りません．臥床時・就寝時にむせずに気道に入っていく唾液などの分泌物が，誤嚥性肺炎につながる誤嚥物の主体であると考えられています．もちろん，食べ物に混合・付着した唾液に含まれる細菌も誤嚥性肺炎の原因になりえますので，大量の食物誤嚥には注意が必要です．

誤嚥性肺炎の疫学

　正確な誤嚥性肺炎発症数は捕捉されていませんが，推定することは可能です．日本のDPC制度に参加している病院に入院した誤嚥性肺炎患者約10万例を分析した結果，死亡率は15.4％と報告されています．厚生労働省のデータによると65歳以上高齢者の肺炎死亡数は年間11万8,000名（2015年）ですので，このうち70～80％が誤嚥性肺炎だと仮定すると，誤嚥性肺炎入院患者は年間約54万～61万例であろうことがわかります．65歳以上の人口は約3,388万人（2015年）ですので，高齢者の誤嚥性肺炎発症率は年間約1.6～1.8％にもなります．死亡率15％という非常に予後不良な疾患であるにもかかわらず，高齢者は毎年2％弱の発症リスクを背負っているのです（図1-1）．

誤嚥性肺炎の起因菌

　誤嚥性肺炎は口腔や咽頭の細菌によって引き起こされます．そのなかでも，嫌気性菌であるフソバクテリウム属，プレボテラ属，バクテロイデス属の菌，通常の肺炎も引き起こす肺炎球菌やインフルエンザ桿菌，そのほかブドウ球菌などが誤嚥性肺炎の主な起因菌と考えられています．口腔衛生状態を良好に保つことで，これらの細菌量を少なくすることができます．逆に，口腔衛生状態が不良であれば，誤嚥性肺炎起因菌の口腔内保有量は増えます．誤嚥性肺炎予防のために口腔清掃が勧められるのは，細菌量減少を期待しているという一面があります．

誤嚥性肺炎の治療

　医師で構成される学会から肺炎についてのガイドラインがいくつか発行されています．その内容の9割以上は診断と薬の選択についてのものです．薬の選択についてはほかの成書に譲り本書ではふれませんが，医師主導では薬を使った治療しか受けられないかもしれません．医師による薬の選択に加え，ケア提供者によるケアの質が誤嚥性肺炎患者の予後に影響していることを，本書を読み進めながら理解してください．

誤嚥性肺炎の予後

　誤嚥性肺炎は，がんなどの悪性腫瘍や完治しない心臓病などと並ぶ命にかかわる重大な疾病です．生死の問題以外にも誤嚥性肺炎は人にとって好ましくない結果をもたらすことも知られています．誤嚥性肺炎後に食べる機能，身体機能，認知機能が低下するなど，QOL（生活の質）が悪化する可能性もあるのです．
　誤嚥性肺炎の発症を予防するケアや誤嚥性肺炎の治療中に適切なケアを提供することは，高齢者のQOLを維持し続けるために重要であり，必須といえます（図1-2）．

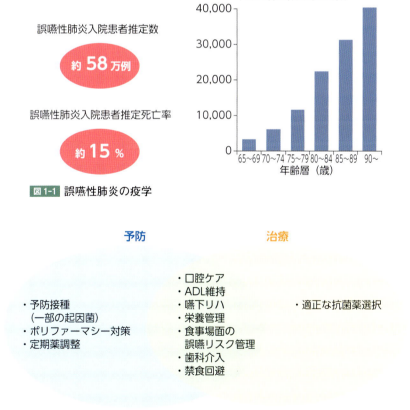

図1-1　誤嚥性肺炎の疫学

図1-2　誤嚥性肺炎の予防と治療に必要なアプローチ

誤嚥性肺炎の発症には さまざまな要因が関与する

> **Message**
> ▶ 食物を誤嚥したからといって，必ずしも誤嚥性肺炎を発症するわけではない
> ▶「個体の抵抗力」と「誤嚥物の侵襲性」のバランスが崩れると発症する
> ▶ 多くの要因（例：口腔機能，嚥下機能，身体機能，定期内服薬など）をふまえて介入する

　健常者も誤嚥することはありますが，誤嚥性肺炎には至りません．なぜ，高齢者は誤嚥性肺炎を発症しやすいのでしょうか．本項では，誤嚥性肺炎発症のメカニズムについて考えてみましょう．

誤嚥と肺炎発症

　誤嚥性肺炎は，数多くの要因が絡みあって発症すると考えられます．単に，食物を誤嚥したから発症するわけではありません．健常者でも高齢者でも50％以上の方が1回の検査で，もしくは数回の検査で誤嚥をしているという結果がいくつもの研究で示されています．数回の検査で誤嚥を検出した人がそれくらい多いわけですから，ほとんどの高齢者は毎日のように誤嚥している可能性が高いと考えてもよいでしょう．しかしながら，誤嚥性肺炎を発症することなく日常生活を送っている高齢者もいます．誤嚥が必ずしも肺炎を引き起こすわけではないのです．

個体の抵抗力と誤嚥物の侵襲性

　それではなぜ，高齢者は誤嚥性肺炎をきたしやすいのでしょうか．誤嚥性肺炎発症のメカニズムには，個体の抵抗力と誤嚥物の侵襲性のバランスが大きく関与しています（図1-3）．
　個体の抵抗力は，肺に入ってきた異物・細菌を肺の外に出す喀出力と，異物や細菌に対する肺の免疫力を指します．喀出力とは，むせる感度，むせる力，気道上皮細胞の線毛運動のことです．咽頭や気道の感覚が低下するような病態の方，呼吸筋の瞬発力が低下した方，気道上皮細胞機能が低下した方は，異物・細菌を肺の外に喀出する力が落ちているため，抵抗力が低いと考えてよいでしょう．そして，咽頭や気道の感覚の低下は，脳血管疾患や進行性神経疾患に起因した病態に多いです．呼吸筋の瞬発力の低下は，いわゆるサルコペニア（骨格筋量減少・筋力低下）の高齢者に多いです．気道上皮細胞機能の低下は，肺気腫や慢性副鼻腔炎の患者さんに多いです．
　誤嚥物の侵襲性は，肺に入ってきた異物の病原性，化学的侵襲性，量，侵入部位（深さ）に関連しています．少量でも人体に対して害を及ぼすような菌だったり，pHが非常に低い酸や高いアルカリのものだったり，侵入した先が肺の末梢だったりすると肺炎を引き起こしやすくなります．厳密には，化学的侵襲性が引き起こす肺炎は「肺臓炎」と呼ばれ，細菌が引き起こす「肺炎」とは区別しますが，ここではわかりやすくすべて「肺炎」で統一します．

影響を及ぼす要因

　個体の抵抗力や誤嚥物の侵襲性のバランスを悪くする因子をまとめました（表1-1）．口腔の衛生状態，口腔機能，嚥下機能，栄養状態，身体機能，消化管機能，定期内服薬，基礎疾患など多くの要因が影響します．ですから，誤嚥性肺炎の発症予防と治療・ケアにはこれらすべてを考慮した介入が最も効果的であると考えられるのです．さらには，高齢者に特有の認知機能の問題，自分で食事動作がうまくできない方への食事介助時の問題も誤嚥性肺炎の予防と治療・ケアを複雑にしている要因かもしれません．何か1つ，あるいは2つの解決法だけで予防や治療ができるものではないということをしっかりと理解してください．

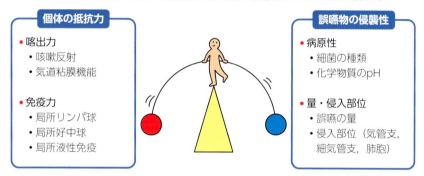

図1-3 誤嚥性肺炎発症にかかわる個体の抵抗力と誤嚥物の侵襲性

表1-1 個体の抵抗力と誤嚥物の侵襲性のバランスを悪くする因子

	抵抗力のリスク因子	侵襲性のリスク因子	
口腔の問題	・口腔乾燥 ・口腔不衛生	・口腔内細菌の増加 ・口腔機能の低下	
嚥下の問題	・食べない，話さない ・咽頭・気道粘膜の感受性低下	・嚥下障害	
身体の問題	・寝たきり，要介護 ・活動量低下	・不適切な食形態 ・不適切な姿勢	
栄養の問題	・低栄養 ・サルコペニア ・加齢	・胃食道逆流 ・便通不良	消化管の問題
疾病の問題	・悪液質（がん・慢性炎症性疾患） ・気道粘膜の線毛機能低下	・向精神薬 ・制酸薬 ・抗コリン薬	薬の問題

誤嚥性肺炎の発症にかかわる要因，さらに詳しく

Message
- 口腔内の衛生を保つ
- さまざまな機能（口腔，嚥下，身体，消化管，認知）の低下に注意する
- 薬剤調整を行ったり，食事介助技術を工夫して対応する

誤嚥性肺炎の発症にはさまざまな要因がかかわることを前項（4〜5ページ）で述べました．本項では，それらの要因についてさらに詳しくみていきましょう（図1-4）．

口腔の衛生状態

誤嚥性肺炎の要因の代名詞としてあげられるのが，口腔衛生です．口腔内には無数の種類と量の微生物が常在していることが古くから知られています．これら微生物は口腔の粘膜，歯垢の中で増殖し続け，通常は唾液と一緒に大半が胃の中へ運ばれます．胃に運ばれた微生物は胃酸によって死滅しますが，胃に運ばれずに肺に入った微生物は肺炎のきっかけになりえます．常に口腔内を衛生的に保っていくことが，誤嚥性肺炎の発症リスクを下げるためには大切です．

口腔機能，嚥下機能

食べるために口を開け，口を閉じ，食物を咀嚼し，飲み込めるように唾液を混ぜ形をつくる，そういった一連の運動は口腔の機能です．口腔の機能には唾液分泌，舌運動，知覚，味覚も含まれます．どれをとっても安全に食べるためには欠かせないものです．嚥下機能とは狭義には喉の「ゴクン」という運動を指しますが，口腔機能と協調した連動運動であることから，広い意味で「食べるときに使う口から喉の機能」ととらえてもよいでしょう．この機能が低下したり障害をもったりすると飲み込みがうまくいかず誤嚥につながります．

栄養状態，身体機能，基礎疾患

栄養状態が悪いこと，身体機能が低下していたり，身体活動量が少ないことも誤嚥性肺炎発症のリスク因子になります．誤嚥性肺炎が高齢者に多いのもうなずけます．嚥下障害が高度になると，栄養摂取量も減ってさらなる栄養状態の悪化を招き，栄養状態悪化は身体機能低下の要因にもなりますので，嚥下障害患者の栄養管理には特に気をつけなければなりません．摂食量を確保できるような工夫で栄養状態の悪化を防ぎ，日中活動を勧めることで身体機能を維持しましょう．また，栄養状態や身体機能を悪化させうる基礎疾患をもっているかどうかも把握

しましょう．がん，認知症，糖尿病，腎臓病，心不全，呼吸不全，肝硬変，自己免疫疾患，進行性神経筋疾患などに注意が必要です．

消化管機能

　消化管機能低下も胃内容物が逆流することで誤嚥性肺炎発症の危険性を高めます．逆流しやすい状況，腹腔内圧が高くなるような状況，つまり大きな食道裂孔ヘルニア，胃食道逆流症，便秘，円背が無いか，病歴を確認したり，日常の排便状況をチェックしたり，ポジショニングに気を配ります．制酸薬〔PPIやH$_2$RA（H$_2$ブロッカー）といった強力な制酸薬〕の常時服用は肺炎発症率を上昇させる可能性を示唆する論文が多数あります(92～93ページ)．これらの薬を服用していることは，逆流しやすい病態をもっている可能性があると同時に，胃液のpHが上がってしまい微生物が十分に死滅しないという問題もかかえています．

内服薬

　薬のなかには嚥下機能によくない副作用をもつものがあります．抗コリン薬や利尿薬，一部の向精神薬や抗アレルギー薬は，唾液分泌量を減らしてしまいます．その一方，嚥下機能に比較的よい効果をもたらすものもあります．薬については後述します(88～95ページ)が，かかりつけの医師や薬剤師と相談しながら薬剤調整を試みるのも1つの工夫です．

認知機能，食事介助

　認知機能が低下した方の一部に，食べることにかかわる機能の低下や障害をきたすことがあります．その症状は多彩ですが，安全な摂食を妨げてしまう食事中の注意散漫や，口腔清掃を十分に自分でできなくなるような症状は問題になります．また，認知症や身体機能障害のため自分で食事動作ができなくなった場合は，ケア提供者によって食事介助が行われます．食事介助の技術次第で，摂食量を確保できず栄養状態が悪化したり，食事中の誤嚥につながることがありますので，正しい食事介助法を学習し，提供してほしいと思います．

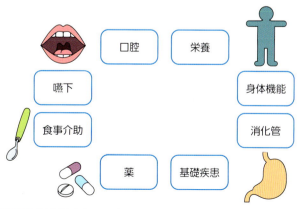

図1-4　誤嚥性肺炎の発症にかかわる要因

誤嚥性肺炎の予防とケアにおける7つの多面的アプローチ

Message
- 3つの柱（口腔ケア・リハビリテーション・栄養管理）で食環境を安定させよう
- 3つの工夫（食形態の工夫・ポジショニングの工夫・薬の工夫）で誤嚥リスクを減らそう
- 正しい食事介助技術で，安全・効率のよい経口摂取を目指そう

　誤嚥性肺炎の原因は，誤嚥したことがすべてではないことが前項までの記述でおわかりいただけたと思います．では，予防としては何ができるのでしょうか．また発症した際にはどんな治療とケアが考えられるのでしょうか．本書では7つの多面的アプローチを提案します（図2-1）．

3つの柱で安定した食環境を目指す

　実は誤嚥性肺炎の予防だけでなく，治療中のケアにも共通する絶対欠かせない介入法があります．口腔ケア・リハビリテーション・栄養管理です．これは本書で最も強調したい3つの柱です（図2-1）．3本足の椅子は倒れることなく安定して使用できるのと同じように，この3つの柱がすべてそろうと，高齢者の食環境はとても安定します．1本でも不完全だと不安定なものになってしまいます．

　3つの柱について，第3章「3つの柱　①口腔ケア」（14～35ページ），第4章「3つの柱　②リハビリテーション」（36～51ページ），第5章「3つの柱　③栄養管理」（52～67ページ）でそれぞれまとめています．特別な資格や特殊な器具を使うものではないので，職種にとらわれることなく，対象の高齢者にかかわるすべての人が連携して，誤嚥性肺炎の予防や早期回復という目標に向かって協力して取り組んでもらいたいと思います．

3つの工夫で誤嚥リスクを減らす

　3つの柱に加えてさらに3つの工夫を行います（図2-1）．これには食形態の工夫・ポジショニングの工夫・薬の工夫が含まれています．

　近年，国内外の学会で，摂食嚥下障害の患者さんに適用しやすい段階的嚥下調整食についてのコンセンサスが取りまとめられつつあります．食べやすく飲み込みやすい食事には食物の物

柱：口腔ケア・リハビリテーション・栄養管理　＋　**工夫**：食形態・ポジショニング・薬　＋　食事介助技術

図2-1　7つの多面的アプローチ

性が大きくかかわってきますので，対象の高齢者に最も適した食形態の工夫が必要です．

　ポジショニングというのは広い意味で姿勢を意味します．これには食事中の座り方，頸部（首）の角度，背もたれの程度などが含まれます．不適切なポジショニングは誤嚥リスクを高くしてしまいますので工夫が必要です．

　薬には必ず副作用があります．摂食嚥下に悪影響を与える可能性がある副作用をもつ薬を極力減薬もしくは中止したり，好影響を与える可能性がある薬に変更したりする工夫も常に念頭に置かないといけません．

　これら3つの工夫について，第6章「3つの工夫　①食形態」(70〜79ページ)，第7章「3つの工夫　②ポジショニング」(80〜87ページ)，第8章「3つの工夫　③薬剤」(88〜95ページ)でまとめています．

食事介助技術で経口摂取をより安全により効率よく

　3つの柱と3つの工夫は食支援の基盤となるものです．実際の食事場面ではさらに，看護・介護の質で差が出る食事介助技術が重要になってきます(図2-2)．食事に介助が必要な方への理論立った食事介助は，食物誤嚥のリスクを低下させ，効率よく食事摂取ができるようになるため，誤嚥性肺炎予防や窒息リスク軽減，摂食量確保(栄養管理)に効果的です．第9章「誤嚥リスクを最小限にする食事介助術」(98〜115ページ)では食事介助技術についてふれています．1日に3回ある食事は，看護師・介護士をはじめとするケア提供者の力の見せどころです．食事介助にかかわるすべてのスタッフが共通の認識をもって介入してほしいと思います．

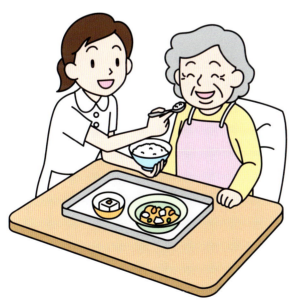

食事介助はケア提供者の力のみせどころ

図2-2　食事介助技術

食事介助技術を習得する必要性

> **Message**
> - 食事介助技術で，誤嚥リスクを最小限にして，摂食量を最大限にしよう
> - 誤嚥リスクが最小になれば，むせる回数が減り，集中力が維持でき，食事で疲れることが少なくなる
> - 摂食量が増え，疲労せずに食事を終えることで，体力がつき活動量が増す

　誤嚥性肺炎の予防とケアには，食事介助技術が重要だということを前項(8～9ページ)で述べました．この項では，「食事介助技術」次第で何が変わるのかということについてふれます．各論については第9章「誤嚥リスクを最小限にする食事介助術」(98～115ページ)を参照してください．

食事に介助が必要な高齢者

　要介護高齢者の多くには程度の差こそあれ，食事介助が必要になってきます．たとえ自分でお箸やスプーンを使うことができる方や歩行できる方であっても，食事の際の姿勢を整えるなどの介助が必要な場合があり，ケアを提供する側が手を抜いてはいけません．特に，自分で食具をうまく使えない方や認知機能が高度に低下した方の食事には，ケア提供者の力量が大きくかかわってくるであろうことは推測できるのではないでしょうか（図2-3）．

食事介助技術で誤嚥リスクを最小限にする

　私たちは，生まれたあと数年から10年ほどかけて食べる機能が成熟します．すべての健常者はより安全に，より効率よく，口から食べる術を体得しているといえます（図2-4）．例えば，足底をしっかりと地面につけて食事をします．食事のときには料理を正面に置き，一口の量を微妙に調整し，少し目線を落とした姿勢で食事をします．お箸やスプーンはほぼ正面から口の中に入れ，食物は舌背（舌の中央付近）に置きます．咀嚼して飲み込む少し前には次の一口を準備していることでしょう．まさにこれらが，成熟した最も誤嚥リスクが低い食事方法なのです．食事介助技術にはいくつかの構成要素があります．これらは私たちが普段安全に食事をする1つひとつの動作を具体的に取りまとめたものです．日頃のケアを振り返ってみてください．私たち自身が通常行わない姿勢・動作・配置などで食事介助を行っていませんか？

食事介助技術で摂食量を最大限にする

　正しい食事介助技術によって，誤嚥リスクは最小限になります．これが最初の変化です．そして，誤嚥リスクを少なくすることで食事の効率が高くなり摂食量増加が見込まれます．この

摂食量増加は2つ目の変化です．職場に，「この人が食事介助に入ったら〇〇さんはたくさん食べてくれる」という特別なスタッフさんがいることもあります．この特別なスタッフさんは本書で紹介する食事介助技術のなかで，その患者さんにとって最も支援すべき点を心得て介助しているのだと思います．

　誤嚥リスクが最小になれば，むせる回数が減り，集中力が維持でき，食事の後半で疲れてくることが少なくなります．効率的な食事介助を心がければ食事時間が短縮でき，疲労しにくくなります．摂食量が増え，疲労せずに食事を終えることで，長い目で見ると体力がつき活動量が増すことが期待できますので，食事介助技術次第で高齢者の健康状態が左右されるというのもさほど言い過ぎではないでしょう．

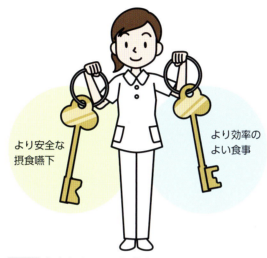

図 2-3 **食事介助とケア提供者**
食事介助をより安全に，より効率よく進められるかはケア提供者の力次第．

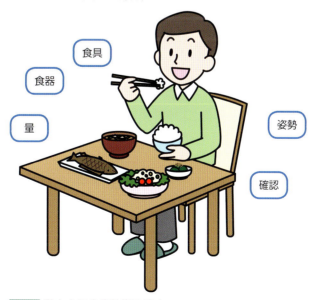

図 2-4 **私たちは食事技術の達人**
より安全に，より効率よく口から食べる術を体得している．

COLUMN

誤嚥性肺炎の診断方法

　誤嚥性肺炎の診断方法は，完全に確立されているとは言いがたいのが現状です．臨床的には，細菌性肺炎像を画像上で確認することや肺炎特有の症状や血液データがあることが，まずは診断のきっかけになります．高齢者では症状が出にくい場合がありますので，症状が必ずしも最初から出現しているわけではないことも知っておく必要があります．

　誤嚥性肺炎の特徴的な画像所見に，重力依存性の陰影というものがあります．唾液や食物などが重力に従って流れ落ちた場所で肺炎が起こるからです．臥床中の誤嚥（不顕性誤嚥）が誤嚥性肺炎の主犯であるため，誤嚥性肺炎患者の多くは肺の背側かつ下葉に肺炎像を伴っています．

　誤嚥性肺炎を発症している方は，必ずしも摂食嚥下障害を診断されているわけではありません．高齢者，身体障害者，要介護者，口腔機能が低下している方なども誤嚥リスクが高いため誤嚥性肺炎を起こしやすいと考えられています．

食べたら誤嚥性肺炎が起こるのか？

　臨床現場でよく信じられていることに，「食べたら誤嚥性肺炎が起こる」から禁食・絶食するという話があります．本当に，「食べたら誤嚥性肺炎が起こる」のでしょうか．少なくとも現在までの臨床研究で，食べることによって誤嚥性肺炎が引き起こされたことを立証した質の高い研究は存在しません．反対に，禁食中であることのほうが誤嚥性肺炎発症リスクであることがいくつかの研究で示されています[1]．

　もし，食事を開始して誤嚥性肺炎が発生することが多いと感じているとしたら，安全に食べるための状況をつくっていないのにもかかわらず，食べさせているからかもしれません．口腔内に病原菌が多くいるような不衛生な状態，食べる場面の誤嚥リスク管理不足，日中の起床や離床などに配慮せずに口から食べることは，病原菌を肺の中に多く侵入させていることにつながります．

　「食べたら誤嚥性肺炎が起こる」のではなく，「ケア不足がゆえに誤嚥性肺炎が起こる」のではないでしょうか．

1) Maeda K, Koga T, Akagi J：Tentative nil per os leads to poor outcomes in older adults with aspiration pneumonia. Clinical Nutrition 35(5)：1147-52, 2016.

第2部

誤嚥性肺炎の予防とケアの3つの柱

第3章 3つの柱 ①口腔ケア

第4章 3つの柱 ②リハビリテーション

第5章 3つの柱 ③栄養管理

　第2部では，誤嚥性肺炎の予防やケアに不可欠な「3つの柱」として，口腔ケア・リハビリテーション・栄養管理を掲げています．「口腔ケアは歯科衛生士が行うものだ」「リハビリテーションは療法士が担当するものだ」「栄養は管理栄養士に任せよう」など縦割り的な考え方が患者さんにとって有益なのか——いま一度客観的に考えてみてください．

　本書で述べている口腔ケア・リハビリテーション・栄養管理は，特別な技術や資格を必ずしも必要としません．いってしまえば，「口をキレイに，食べる機能を保ち，日常生活動作を確保し，摂取栄養量に気を配る」，それだけです．

　患者さんに近い看護職・介護職といったケア提供者がこの3つの柱を主導する主役です．あなたの現場ではどのような取り組みができそうですか？口腔ケア・リハビリテーション・栄養管理という3つの視点で考えてみてください．

口腔ケアは口腔保清と機能的口腔ケアからなる

Message
- 口腔ケアは，口腔保清（口の中を清潔に保つ）と機能的口腔ケア（口腔のリハビリテーション）の2つの要素で構成される
- 口腔保清で細菌数を減らし，機能的口腔ケアで細菌環境を整えるという相乗効果を目指してケアしよう

　口腔ケアが誤嚥性肺炎を予防するという効果は，すでに多くの研究で立証されてきています．本項では，なぜ口腔ケアで誤嚥性肺炎を予防できるのかについて考えてみます．

口腔保清と機能的口腔ケア

　口腔内には，さまざまな細菌がいます．細菌数と細菌の種類をコントロールすることができれば，誤嚥性肺炎になりにくい状況をつくり出すことができます．この数と種類のコントロールには，口腔ケアが欠かせません．

　口腔ケアは2つの要素で構成されています．口腔保清と機能的口腔ケアです（図3-1）．

　口腔保清というのは"口の中を清潔に保つ"という意味ですので，口腔清掃と言い換えてもよいでしょう．"歯磨き"に近いイメージで，主に細菌数をコントロールするものです．

　機能的口腔ケアとは，口腔機能にアプローチするケアです．口腔機能が低下した方にとっては口腔のリハビリテーション，低下していない方にとっては口腔体操といってもよいでしょう．

機能的口腔ケア（口腔のリハビリテーション）

　機能的口腔ケアは摂食嚥下運動のうち，初期の段階，つまり咀嚼・食塊形成・咽頭への送り込み運動を維持・向上させる効果があります．私たちは口腔機能が成熟しているため，日ごろ口腔機能の低下を自覚することはありませんが，口唇や舌，噛む力，頬の力は加齢に伴い低下してきます．歯科的な疾病によっても口腔機能は低下します．摂食嚥下障害を伴う要介護高齢者の多くは口腔機能低下を呈しているといっても過言ではないでしょう．近年，機能的口腔ケアは摂食嚥下リハビリテーションの1つとして認知されるようになってきました．

機能的口腔ケアと口腔保清の相乗効果

　口腔内には唾液腺の唾液分泌開口部が無数にあります．大きな唾液腺（大唾液腺）として知られているのは，耳介前下部にある耳下腺，下顎骨内下側にある顎下腺，舌の下にある舌下腺です（図3-2）．それぞれ圧刺激や条件反射などで外分泌能が刺激され，多くの唾液をすぐに分泌し

ます．そして，忘れてはならないのが小唾液腺です．歯肉や舌裏面，口蓋に分布していてこちらも多くの唾液を分泌します（図3-3）．機能的口腔ケアとして大小唾液腺のマッサージをすることで，外分泌腺としての機能を維持しつつ，分泌された唾液によって口腔衛生の面でもとてもよい効果を得ることができます．ただし，頸部のマッサージによって頸動脈洞反射（徐脈や低血圧）を誘発することがあるため，顎下腺や舌下腺のマッサージには注意が必要です．解剖学的な知識に不安がある場合は，耳下腺マッサージのみにとどめるのがよいでしょう．

　後述しますが，唾液には多くの作用があります（18〜19ページ）．その作用の結果，口腔内の細菌環境は正常化へ向かうことが期待できます．口腔保清で細菌数を減らし，機能的口腔ケアで細菌環境を整えるという相乗効果があってこそ，誤嚥性肺炎の予防と治療・ケアのための口腔ケアは成り立ちます．決して保清だけすればよいわけではないのです．

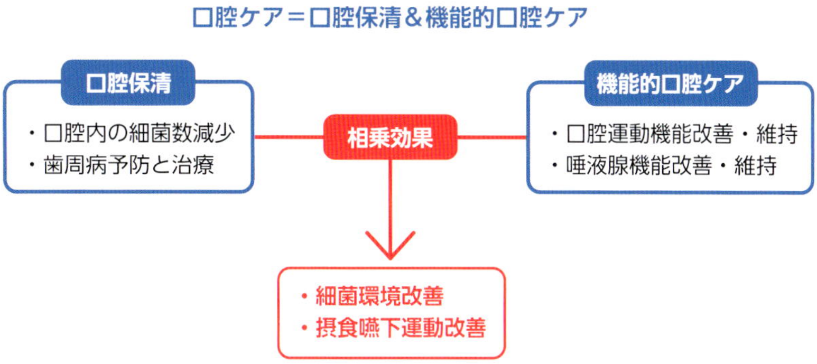

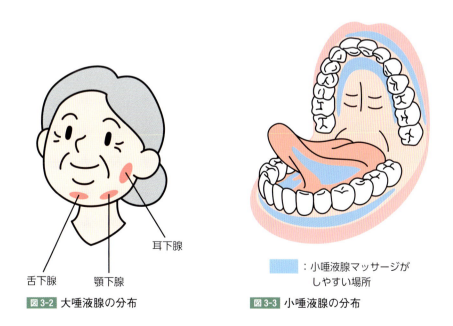

図3-1 口腔ケアの2つの要素

図3-2 大唾液腺の分布

図3-3 小唾液腺の分布

口腔内細菌について

> **Message**
> ▶口腔ケアは一律に回数を決めるのではなく，衛生状態を指標に個別にケア計画を立てよう

　口腔内の細菌数とその種類のコントロールに口腔ケアが欠かせないと前項で述べました(14〜15ページ)．ところで，口腔内細菌はいったいどのようなものなのでしょうか．

口腔内細菌数コントロール＝口腔保清（口腔清掃）

　口腔内には数えきれないほど多くの種類の細菌が生着(常在)していて，常に増殖し続けていることがよく知られています．これらの細菌の一部は，呼吸器官(肺)に侵入した後に誤嚥性肺炎を発症する可能性があります．そのため，口腔内にいる細菌数を減らすことで誤嚥性肺炎が予防できるというのはとても理に適っています．

　口腔内細菌数を減らすための口腔保清(口腔清掃)は，口腔ケアの重要な要素の1つです．口腔内で細菌が多いのは，歯垢が溜まりやすい場所，磨き残しが多い場所，食渣が溜まりやすい場所，そして舌背です．これらの場所が汚れやすい方の口腔ケアは，入念に行う必要があります．自分で十分に口腔衛生状態を保てないような歯磨きができない高齢者では，ケアを提供する側が責任をもって口腔衛生を保たなければなりません．

　口腔内にはいったいどれくらいの細菌がいるのでしょうか．一説によると，口腔内の歯垢1グラム中からは糞便1グラム中と同じくらいの細菌数が検出されるともいわれます．歯垢と糞便は全体量が異なるので細菌の絶対数は違いますが，手入れが十分行き届いていない口腔内には約100億個以上の細菌が生息している可能性があります．

口腔内細菌環境の正常化

　細菌数が多いことはもちろん問題ですが，細菌環境が悪いことも誤嚥性肺炎を引き起こしやすい原因になります．ここでいう細菌環境というのは，どういった菌がどのようなバランスで生着しているのかということです．

　禁食中の人の口腔内細菌環境はとても悪いことが知られています．多剤耐性菌，日和見菌，肺炎関連菌が多く検出されるようになります．細菌数をコントロールするには口腔保清の回数を増やすことで対処できそうですが，細菌環境を改善するにはどうしたらよいのでしょう？即効性のある方法はないかもしれません．しかし，次項以降に紹介する口腔機能を改善するためのアプローチ(機能的口腔ケア)が効果的だと思います．

口臭と口腔内細菌

「食事を食べていない」「総入れ歯だから」などの理由で口腔保清に手を抜いていることはありませんか？ 少なくとも，口臭がする高齢者の場合，その口腔内細菌数は多く，細菌環境は劣悪だと思います．口腔内の粘膜を丁寧にケアすることで，口腔内細菌が原因の口臭は数日のうちに軽減することでしょう．もしご自身の周りに口臭がする要介護高齢者がいたら，それはケア提供者のケア不足かもしれません．

よく「1日に何回口腔ケアをすればよいですか？」という質問を受けます．口腔ケアをすることが目的ではなく，口腔内の衛生状態を良好に保つことが目的ですから，汚れやすい方・口臭がある方へはかなり頻回のケアが必要なときもあります．一律に回数を決めるのではなく，衛生状態を指標に個別にケア計画を立てましょう（図3-4，図3-5）．

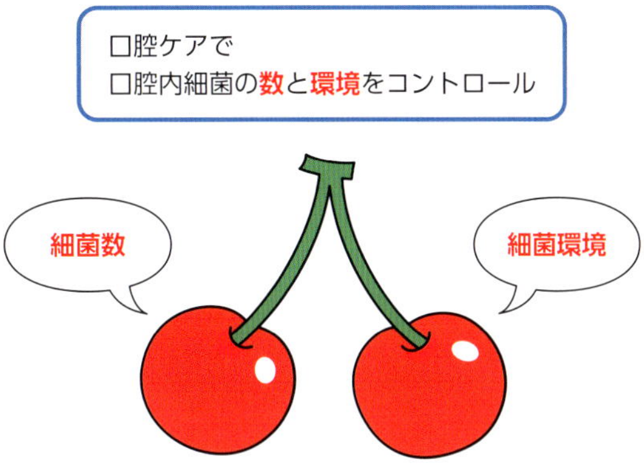

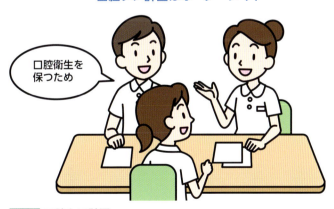

図3-4 口腔ケアと口腔内細菌

図3-5 口腔ケア計画
一律に回数を決めるのではなく，衛生状態を指標に個別にケア計画を立てる．

唾液の役割を知る

> **Message**
> - 唾液には,「潤滑作用」「自浄作用」「抗菌作用」「粘膜保護作用」「緩衝作用」「溶媒作用」「消化作用」など,摂食嚥下運動や誤嚥性肺炎の予防にかかわるさまざまな作用がある
> - 唾液分泌のために,口腔ケア時には大唾液腺・小唾液腺のマッサージを行おう

　前項で,機能的口腔ケアの目的として,唾液腺機能改善・維持があると述べました.私たちは食物を食べるときに必ず唾液を分泌します.食物を食べていないときでも唾液は継続して分泌されています.健常者は普段あまり気にしていないかもしれませんが,唾液はさまざまな作用をもっていて,摂食嚥下機能や誤嚥性肺炎予防,治療・ケアに重要な役割を担っています.本項では,唾液について少し掘り下げて解説します.

唾液分泌のために

　唾液はいくつもの唾液腺から分泌されます.すでに述べたように,大唾液腺と小唾液腺が口腔内外に広く分布しています(15ページ,図3-2,図3-3).口腔ケア時にこれらの外分泌腺をマッサージして刺激することで,唾液腺機能を維持または向上できると考えられます.唾液の役割を図3-6にまとめました.

摂食嚥下運動への影響

　摂食嚥下運動にかかわる作用としては「潤滑作用」「自浄作用」があげられます.
　「潤滑作用」は,口腔咽頭の運動が潤滑になることを意味します.適量の唾液で口腔内が潤っていることで,摂食嚥下運動の連動性がスムーズになります.口腔内が乾いていると,口唇や舌の運動はもっている運動能力を最大限に発揮しづらくなります.口腔内が潤っているときは,発声・発話もなめらかです.
　「自浄作用」には,バラバラとなった食物を食塊として取りまとめる作用が含まれます.食事の際に,口腔内に残った微小な食渣をまとめ上げて飲み込むために唾液は必要です.食事以外にも,新陳代謝で脱落してくる粘膜細胞やその他の汚染原因物質をできるだけ排除するのも自浄作用によるものです.

誤嚥性肺炎予防への影響

　誤嚥性肺炎予防にかかわる作用としては,「抗菌・殺菌作用」「粘膜保護作用」があります.

「緩衝作用」も影響するといえるかもしれません．

「抗菌・殺菌作用」は，お察しのとおり口腔内の微生物に対する作用です．唾液中には抗菌活性を有する免疫グロブリンAやラクトフェリンなどが含まれていますので，微生物の増殖抑制に少なからず効果があります．

「粘膜保護作用」には，口腔粘膜の上皮細胞を健全な状態に保つ効果があります．乾燥した粘膜は脱落しやすく，また生理機能も低下します．この好ましくない環境では口腔内細菌叢のバランスは崩れ，病原性が高く死滅しにくい微生物が多くみられるようになると考えられます．

「緩衝作用」には，食事などで酸性に傾きやすい口腔内のpHを整える効果があります．口腔内のpHが適正でないことは細菌環境の悪化につながります．

治療・ケアへの影響

治療・ケアに関連するものとしては，前述の作用すべてに加え，「溶媒作用」「消化作用」も重要です．

「溶媒作用」には，味覚を感じるための効果があります．食物の味を感じるのは舌の味蕾という器官で，唾液の溶媒作用は味蕾に味覚が届きしっかりと感じるように促進します．誤嚥性肺炎で治療中のときなどには，摂食嚥下機能がさらに低下するリスクがあります．少しでも誤嚥リスクを軽減するために，口腔内の食物認知を助ける「味覚」へはたらきかける効果を期待したいです．

「消化作用」は，デンプンを二糖類へ分解する作用で，これは唾液に含まれるアミラーゼが担います．この作用で，食物の甘みという「味覚」を感じる手助けをしています．

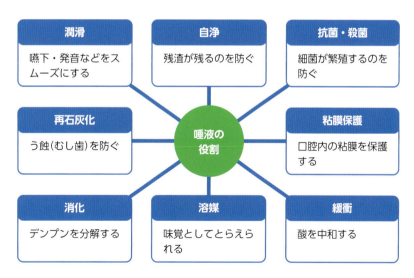

図3-6 唾液の役割

義歯不適合の影響

Message
- 不適合義歯は口腔内の細菌とともに食物や唾液を誤嚥するリスクになる
- 咀嚼嚥下筋群がサルコペニアにならないことがとても大切である
- 困ったときには歯科医師へ相談をする

　義歯は歯と歯茎の形を健常に近い状態に戻して，スムーズな咀嚼嚥下運動を行えるようにすることで誤嚥リスクを減少させますが，咀嚼嚥下筋がサルコペニアになっても誤嚥のリスクになってしまいます．

義歯の役割

　歯を失うと，歯が植立している歯槽骨という骨の吸収が徐々に起こり，歯茎が平らな形になっていきます．この状態を歯があった元の状態に戻す役割をするのが，取り外しができる可撤性義歯（一般的に入れ歯，義歯という）です（図3-7）．つまり，義歯は歯と歯ぐきの形を健常に近い状態に戻して，

・歯で噛んで食物を粉砕する
・食塊形成されている途中の食物が口の中で正常に循環，移送できる
・噛んで下顎を安定化させたうえで嚥下運動がスムーズに行える

などの役割を担っているわけです．さらに咀嚼嚥下機能以外にも発音を明瞭にしたり，顔貌を整えたりすることなどにも大きく影響します．

義歯の不適合

　不適合義歯はスムーズな食物の咀嚼嚥下運動を阻害して，口腔内の細菌とともに食物や唾液を誤嚥するリスクになります．義歯が，痛かったり，緩くて浮き上がったり，すぐに落ちてくることなどにより，食べると義歯の内側や口の中に食べ物が溜まる，口の中に傷ができる，咀嚼時に頬や舌を噛んでしまうなどして，義歯を使わなくなってしまうと，咀嚼嚥下運動が障害されて誤嚥リスクが増大してしまうことになります．また，長期間使用していなければ，歯が移動してしまって金具付きの部分床義歯がはまらなくなったり，総義歯が緩くなってしまって義歯を新しく作製しなければならないという場合も少なくありません．

義歯を使用しなくても食べられる？

臨床現場では歯がなくても義歯を使用せず，むせることなく生活している高齢者もたくさんいます．重要な視点は咀嚼運動も嚥下運動も筋力が必要不可欠ということです[1]．義歯は咀嚼嚥下運動をさらにスムーズに行うために必要な，いわば装具と考えてもよいかもしれません．逆にいくら適合のよい義歯を使用していても，咀嚼嚥下筋群のサルコペニアにより誤嚥リスクが増大している要介護高齢者もたくさんいます（図 3-8）．

義歯を装着していないと

義歯を装着していなければ，かみ合わせが低くなり（低位咬合），口腔内容積の減少，舌の可動域の減少，舌自体の扁平化など口腔内にさまざまな変化が起きて，誤嚥リスクが徐々に高まる可能性もあります．しかし義歯を新製して使用できるかどうかは義歯の使用経験や認知症の程度，義歯自体の完成度などたくさんの要因があり判断が難しいことも事実です[2]．

一番望ましいのは，メンテナンスをしながらよく適合した義歯を長く使用して，咀嚼嚥下筋群がサルコペニアにならないようにすることです．

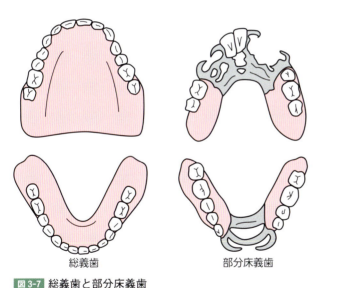

図 3-7 総義歯と部分床義歯

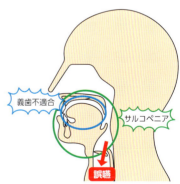

図 3-8 義歯不適合と嚥下咀嚼筋群のサルコペニアによる誤嚥のリスク

文献
1) 前田圭介：サルコペニアの摂食嚥下障害．若林秀隆（編著）：高齢者の摂食嚥下サポート．pp.43-46，新興医学出版社，2017．
2) 藤本篤士，小城明子，植松　宏：高齢者の栄養摂取方法に関する研究―義歯使用に影響を及ぼす要因について―．老年歯科医学 18(3)：191-198，2004．

（藤本篤士）

義歯装着と清掃

Message
- 義歯は基本的に覚醒時に装着し、就寝時には外す
- 清掃は、①義歯ブラシで磨く、②義歯洗浄剤で浸け置き洗い、③もう一度義歯ブラシで磨く、の3ステップで行う

　義歯は口腔細菌などのリザーバー(貯蔵庫)ともいわれ、歯や口腔粘膜をいくら綺麗にしても、義歯が汚れていれば誤嚥性肺炎の大きなリスクになってしまうので、正しい清掃方法をしっかりと実践しましょう。

基本的な義歯の使用方法

　義歯は覚醒時に装着して、就寝時には外すというのが基本的使用方法です。しかし、なかには、義歯を外すと残っている歯が歯ぐきに当たってしまったり、顎関節症などで就寝中も義歯を外さない指導を受けていたり、認知症で義歯を外すと不穏になって眠ってくれないなどさまざまな状況があり、就寝時にも義歯を装着する場合もあるため、申し送りなどをしっかりとすることが大切です。就寝時に義歯を外せない場合には、昼食後から夕食までの間など6時間程度を目安に義歯を外している時間を設けるようにしましょう。

義歯の長時間装着

　粘膜は皮膚の約2倍の速度で新陳代謝をしており、古い細胞がたえず剥がれ落ちています。また、口腔細菌の80%は酸素が少ないと活動的になる嫌気性菌ですから、義歯を長時間装着していると、義歯と粘膜の間に古い細胞や食物残渣などの汚れや細菌が溜まり、さらに義歯が覆い被さっているので唾液や食物と一緒に流されず、細菌や真菌がどんどん繁殖してしまいます[1]。同時に粘膜面に褥瘡ができやすくなったり、残っている歯のう蝕(むし歯)や歯周病が進行してしまいます。

義歯の清掃方法

　義歯は毎食後に外し、流水下で義歯の表だけではなく、裏も義歯ブラシで磨きます。洗面台に落としてしまうと簡単に欠けたり割れたりしますから、水を溜めておいたり、手ぬぐいを敷いておくなどして磨くようにしましょう。義歯ブラシは平らな毛束で比較的平坦な部分を磨き、尖っている毛束で金属の部分や凹んだ部分を磨きます(図3-9)。特に金具の部分は慎重に磨

きましょう．曲がってしまい義歯が装着できなくなる場合があるからです．また，両方の手が使えなくても吸盤で洗面台に固定して義歯を清掃できるブラシもあります（図3-10）．

これと同時に歯と粘膜面の清掃をしますが，うがいだけでは不十分です．歯は歯ブラシ，舌や口蓋，歯ぐきなどの粘膜面は粘膜用ブラシやスポンジブラシなどで機械的に擦過して磨くことが大切です．

就寝時には，3ステップの清掃方法を行ってください[2]．

①義歯ブラシで磨く，②義歯洗浄剤で浸け置き洗い，③もう一度義歯ブラシで磨いてから装着

義歯ブラシで磨くだけでは細菌はそれほど減りません．細菌をしっかりと減らすことのできる義歯洗浄剤を毎日使用しましょう．

また，義歯のピンク色のプラスチック部分（レジン）は表面に傷がつきやすく，傷がついてしまうと着色したり，割れたりと劣化が早い材料です．トラブルなく義歯を長く使用するためにはしっかりと正しい清掃をすることがとても大切です．

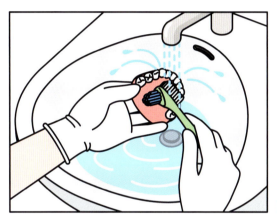

- 義歯ブラシの平らな毛束で比較的平坦な部分を磨き，尖っている毛束で金属の部分や凹んだ部分を磨く
- 落としたときのショックをやわらげるために，清掃中は水を溜めておくとよい

図3-9 義歯ブラシでの清掃方法

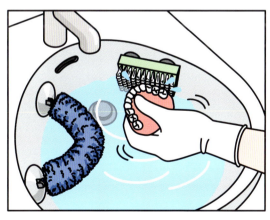

図3-10 片手で義歯を清掃できるブラシ

文献

1) 石黒幸恵：義歯を入れたままにしてはダメですか？　藤本篤士，糸田昌隆，松尾浩一郎ほか（編著）：診療室・病院・訪問・介護の現場すべてに対応　絶対知りたい義歯のこと．pp.102-104, 医歯薬出版，2016.
2) 藤本篤士，武井典子：義歯の基本的な清掃方法は？　藤本篤士，武井典子，片倉朗ほか（編著）：5疾病の口腔ケア．pp.14-15, 医歯薬出版，2013.

（藤本篤士）

口腔保清

> **Message**
> - 機能的口腔ケアのみならず,丁寧な口腔保清を行うことで口腔ケアの効果を高めよう
> - 口腔保清として,①歯磨き,②粘膜清掃,③舌のブラッシングを丁寧に行った後,うがいや吸引で細菌を口外に排出させよう.必要に応じて,保湿剤の塗布も行おう

　口腔ケアは,口腔内をきれいにして清潔に保つ「口腔保清」と口腔の機能をケアする「機能的口腔ケア」の2つを総称したものです.機能的口腔ケアだけを熱心に行っても誤嚥性肺炎の予防や治療・ケアに効果があるわけではなく,丁寧な口腔保清と合わせることで期待する効果が得られます(14～15ページ).本項では,口腔保清(口腔清掃)に欠かせない視点を紹介します.

歯磨き

　歯がある場合の口腔保清の主役は,歯ブラシを使った歯磨きです.歯の表面には歯垢が付着しています.歯垢は無数の種類の細菌が増殖した「細菌の塊」と考えられています.歯垢は歯周病の原因になり,粘膜のコンディションを悪くしたり,口腔内細菌を増やす原因となりえますので,歯垢が極力増えないように歯磨きをしなければなりません.

　歯垢は歯の表面に頑固に固着していますので,歯ブラシを使った機械的摩擦が除去に有効です.磨き残しが多い箇所として,歯並びが悪い場所,歯と歯の間,歯と歯肉の境目があげられます.

粘膜清掃

　口腔内細菌は,歯に付着している歯垢の中だけにいるのではありません.粘膜上にも存在していて,唾液を飲み込む際に一緒に飲み込まれます.唾液を誤嚥すれば気道に入っていきますので,口腔粘膜の清掃も誤嚥性肺炎の予防や治療中のケアに重要です.

　食渣が溜まりやすい場所,つまり歯茎の外側や頬の内側は粘膜清掃が必要な場所です.可能であればスポンジブラシを用いた粘膜にやさしい機械的摩擦を行い,口腔機能が保たれているのであれば,うがいをすることで粘膜上の過剰な細菌は除去できます.

舌のブラッシング

　舌粘膜は口腔内のほかの粘膜に比べて構造が複雑なため,入念なケアが必要です.口腔衛生が不良だと舌表面は汚れて見えます.これには細菌の増殖や細菌バランスの悪化,唾液の性状

不良など多くの因子が絡んでいます．歯ブラシだと粘膜を傷つける可能性がありますので，舌ブラッシング用の口腔ケア用品を使いましょう．

うがい・排出

　歯磨き，粘膜清掃，舌のブラッシング後は付着していた細菌が口腔内にばらまかれた状態であり，このまま放置していては唾液とともに気道に大量の細菌が流れ込むリスクが高くなります．口腔清掃時は適宜うがいを行い，分泌物の排出作業を行います．口腔機能が保たれている場合はうがい，咽頭へ水分の流れ込みがほとんどない場合は吸引，口腔内水分保持がうまくできない場合はガーゼなどでふき取ることで，大量の細菌を含んだ分泌物を口外に排出できます．

保湿

　口腔粘膜の乾燥は，粘膜の正常化を目指すにあたって益がありません．口呼吸や口腔内乾燥を認める場合，口腔保清後に保湿剤をまんべんなく塗布することで乾燥を防げます．乾燥が重度の場合は，1日に何回も口腔保清・保湿剤塗布が必要になるかもしれません．患者さんの状況に合わせて，ケアの頻度を調整しましょう（図3-11）．

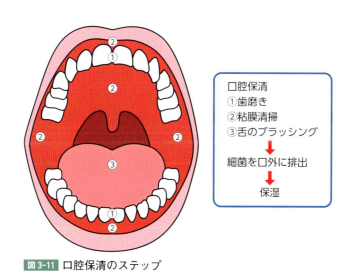

図3-11 口腔保清のステップ

ケア提供者が行う機能的口腔ケア(口腔のリハビリテーション)

Message

- ケア提供者が全面的に行う機能的口腔ケアとして,唾液腺のマッサージ,表情筋のストレッチ,舌の可動域拡大のためのストレッチや舌の抵抗訓練などがある
- その他,開口運動や噛む動作,頸部筋マッサージなども口腔機能改善に効果がある

口腔ケアの一部として機能的口腔ケアが重要なことは前述したとおりです(14〜15ページ).機能的口腔ケアを省いた口腔ケアは口腔保清が目的でしかなく,食べるための口をつくるには不十分な場合もあります.では,口腔のリハビリテーションとして実際にはどのようなケアがあるのでしょうか.本項ではケア提供者が全面的に行う代表的な機能的口腔ケアを紹介します.

唾液腺のマッサージ

唾液分泌能を健全に維持し,摂食嚥下運動や誤嚥性肺炎の予防,治療・ケアを十分に行える環境をつくることが重要であること,ターゲットの唾液腺として大唾液腺だけでなく小唾液腺も忘れてはならないことはすでに述べました(14〜15ページ).唾液腺のマッサージは手で行う方法と物品を使う方法があります.その使い分けは,患者さんのコンディション次第です.

唾液腺を皮膚の上や口腔粘膜側から用手的にマッサージ・摩擦する方法,氷嚢・蒸しタオルなどを使った温冷刺激とマッサージも効果的です.小唾液腺は指またはスポンジブラシを用いるのがよいでしょう.乾いた粘膜を摩擦するのは粘膜の障害リスクになりますので,乾燥しているようならジェルやクリーム,はちみつなどで十分しっとりさせてから行ってください.

表情筋のストレッチ

ほとんどの骨格筋は,骨を起始・終止点として骨に付着し関節を動かす運動をおこしますが,表情筋の多くは骨に付着していません.ほとんどの筋をストレッチするには関節可動域限度に近づけることでできますが,表情筋の場合は異なります.任意の2点を作用点にして近づけたり遠ざけたりするケアでストレッチが可能になります.また,表情筋全体を手掌や指腹を使って面で把持しマッサージすることもストレッチ法の1つです.同時に耳下腺のマッサージもできますので必ず行いたいケアですね(図3-12).

舌の可動域拡大のためのストレッチと舌の抵抗訓練

舌の運動性・感覚性を保つことは,より正確な摂食嚥下運動を成し遂げるために必須です.

咀嚼時と嚥下運動開始時(咽頭への送り込み)，咽頭収縮時(ゴクンとする運動)に舌の運動性なしではうまくいきません．舌運動に障害があるように見える方でも，可動域拡大のためのストレッチをするだけで，数日のうちに運動がある程度回復する場合があります．ケア提供者が舌を把持し，口腔外へ引き出すことでストレッチができます．正面だけでなく左右に振ることも効果的です．抵抗訓練は物に対して舌を押し付ける運動を誘発することで行います．小さなスプーンの背，舌圧子，頬の外側から押した指などをターゲットにして舌で押し返してもらいましょう(図3-13)．

その他

食べるための口腔機能を維持・改善するためにできる機能的口腔ケアは，ほかにも多くあります．咬筋の柔軟性や筋力を増すために行う開口運動や噛む動作も効果があると考えられます．頭部を支え，安定した咀嚼・嚥下運動をアシストするために，頸部の筋群は重要な筋肉です．筋緊張が高かったり，関節の自由度が狭い方への柔軟性を増す頸部筋マッサージやストレッチは口腔機能改善にも役立ちます．

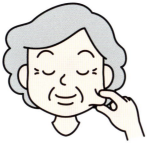

任意の2点を作用点にして近づけたり遠ざけたりする(つまんだり，広げたりする)．

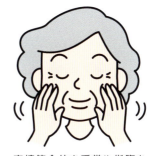

表情筋全体を手掌や指腹を使って面で把持しマッサージする．

図3-12 表情筋のストレッチ

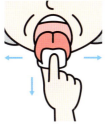

舌の可動域拡大のためのストレッチ：ケア提供者が舌を把持し口腔外(正面)へ引き出したり，左右に振る．

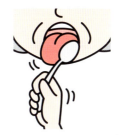

舌の抵抗訓練：小さなスプーンの背などをターゲットにして舌で押し返してもらう．

図3-13 舌の可動域拡大のためのストレッチ・舌の抵抗訓練

自立している方向けの機能的口腔ケア（1）

> **Message**
> - ある程度自立している方向けの機能的口腔ケアとして，嚥下体操や口腔体操を行う
> - 口を大きく動かして，口輪筋・表情筋・口唇閉鎖を行う力を鍛えよう
> - 舌を大きく動かして，運動範囲・巧妙性・押し付け圧などの機能を維持しよう
> - 適度に大唾液腺のマッサージを行おう
> - 首・肩の柔軟体操を行って，食べるために必要な姿勢を維持しよう

　前項ではケア提供者が全面的に行う機能的口腔ケアの例を示しました（26～27ページ）．では，口腔機能の低下が見込まれる方や，低下しているけれども，ある程度自分で自立したセルフケアができる方の場合は，どういった機能的口腔ケアを行ったらよいのでしょうか．それはズバリ，いわゆる「嚥下体操」や「口腔体操」です．嚥下体操・口腔体操にはさまざまなバリエーションがありますが，共通する重要なものをここで紹介します．

口を大きく動かす体操

　口唇を動かすことで口輪筋の体操ができます．大きく「あ」「い」「う」「え」「お」の口をつくることで，口輪筋だけではなく表情筋も強く伸縮したり伸展したりできます．咀嚼や送り込み，咽頭収縮時に必要な口唇閉鎖を行う力が維持できます（図3-14）．口唇や表情筋がしっかりと機能することによって，口腔前庭（歯や歯茎の外側）に残った食物残渣も除去しやすくなりますので，口を大きく動かす体操はもっとも重要な機能体操だと考えられます．

舌を大きく動かす体操

　食べるために舌が重要な役割をもつことはご存知のことと思います．味覚を感じるだけではなく，咀嚼時は食べ物を巧みに移動させ臼歯に乗せ，唾液と混ぜ合わせ，飲み込みやすい形態に調節していきます．咀嚼している最中も徐々に喉に食塊を送り込みつつ，飲み込む直前には一気に送り込みます．咽頭収縮の際も舌根部が収縮に連動して食塊を下方に押し出します．舌の運動範囲，巧妙性，舌圧といったものは食べる運動になくてはならないものです．舌を大きく前後左右に動かす体操は，このような舌の運動機能を維持するために誰にでもできる方法です（図3-15）．

大唾液腺のマッサージ

　大唾液腺(耳下腺，顎下腺，舌下腺)は皮膚の上からマッサージをすることが可能です(図3-16)．各種嚥下体操で頬や顎下のマッサージがよく紹介されているのはそのためです．年齢とともに衰えてくる唾液外分泌機能を，皮膚の上から行う機械的圧刺激で少しでも維持向上しようとする狙いがあります．過度の加圧や摩擦は腺の炎症や皮膚トラブルの原因になるため，適度に行うほうがよいでしょう．

首・肩の柔軟体操

　誤嚥リスクを少なくするためのポイントの1つに姿勢調整があります．安全で効果的な嚥下運動を行うためには，嚥下時に収縮する筋のほかに頸部から肩にかけて筋肉の柔軟性や強度を保っておくことが必要になります．首や肩の柔軟体操は，食べるために必要な姿勢維持や，飲み込みに必要な筋肉運動を最良のコンディションで行えるようにするという効果が期待できます．

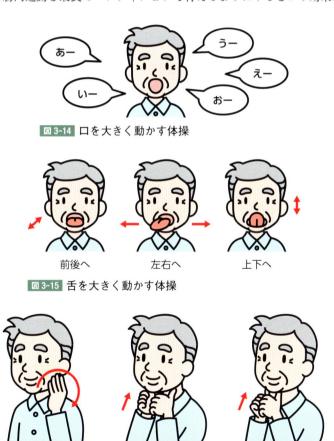

図3-14 口を大きく動かす体操

前後へ　　　左右へ　　　上下へ

図3-15 舌を大きく動かす体操

耳下腺　　　顎下腺　　　舌下腺

図3-16 大唾液腺のマッサージ
　　大唾液腺は皮膚の上からマッサージできる．ただし，頸部のマッサージによって頸動脈洞反射(徐脈や低血圧)を誘発することがあるため，顎下腺や舌下腺のマッサージには注意が必要．解剖学的な知識に不安がある場合は，耳下腺マッサージのみにとどめる．唾液腺の分布は，図3-2(15ページ)を参照．

自立している方向けの機能的口腔ケア（2）

Message
- 話す・笑う・呼吸する機能をケアすることが，食べる支援につながる
- 患者（利用者）への積極的な話しかけ，「パタカラ」体操などで話す機能をケアしよう
- 集団体操やレクリエーションの際に笑いかけたり，日常的に楽しい思い出などを聞いてみることで笑う機能をケアしよう
- 深呼吸で呼吸する機能をケアしよう

　口腔の機能は大きく分けて4つあります．食べる・話す・笑う・呼吸する機能で，これらの機能は互いに関連しています．そのため，話す・笑う・呼吸する機能へのケアも食べるための支援に欠かすことはできないケアです．

話す機能へのケア

　言葉を話すためには，口唇，頬，舌，口蓋，下顎，咽頭，喉頭の各器官の繊細な運動が不可欠です．それぞれの器官をケアすることよりも，話す機能を使ってそれぞれの器官の協調運動を行うことが食べる支援につながるといえるでしょう．摂食嚥下障害を呈している方の多くは，日常会話が少なくなっています．ケア提供者は積極的に話しかけ，発話・発声を引き出す工夫をしましょう．認知機能が低下している場合，複雑な会話は難しいかもしれません．「おはよう」「こんにちは」などの挨拶，言葉を模倣してもらうようなリハビリテーションなど工夫が必要です．

　「パタカラ」体操という嚥下体操の一種を聞いたことはありませんか？「パ」は口唇の瞬発運動，「タ」は舌先端の運動，「カ」は舌後方部分の運動，「ラ」は舌先端の後方移動運動であり，食べるときに役立つ機能を強化できます．食前やほかの嚥下体操，レクリエーション中に取り入れるとうまくいきます．

笑う機能へのケア

　人が笑うとき，顔面の表情筋は大きく動きます．声を出して笑うとき，発声に使う筋肉や呼吸筋も活躍します．単に「笑ってください」という指示では人は笑えませんから，笑いを誘導するためのテクニックも知っておくとよいでしょう．

　誘い笑いという言葉があります．他人が笑っているときには意外と笑いの閾値が下がり，笑いやすくなる現象です．集団体操やレクリエーションの際に，インストラクターが楽しく笑うように心がけると笑いは伝播します．また，楽しい・嬉しいという感情は笑いを誘発します．

日常の声かけのなかで，対象者の楽しい思い出や嬉しかったときの話を引き出すと，笑う機能のケアが自然と達成できます（図3-17）．

呼吸する機能へのケア

呼吸は胸部の呼吸筋（肋間筋，横隔膜ほか）の運動で行われますが，口も呼吸に関係しています．通常，呼吸は鼻から吸って鼻から吐きますが，そのときは口を閉じています．また，食事中には嚥下後に口から空気を吐くことが多いです．このように，呼吸と口の機能は連動していると考えることができます．

セルフケアが自立している方の呼吸を使った口腔機能へのケアには，深呼吸を組み合わせて行うものがあります．口を閉じ，鼻から大きく吸い込んで，呼気を勢いよくまたはゆっくりと口から吐きます．呼気時に口をすぼめるようにすると呼吸筋へ負荷をかけることができると同時に口輪筋（唇を動かす筋）の収縮運動にもなりますので効果的です（図3-18）．

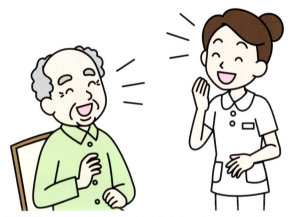

図3-17 発話・発声・笑いを引き出すコミュニケーション

- 「おはよう」「こんにちは」などの挨拶
- 誘い笑い
- 楽しい思い出や嬉しかったときの話を引き出す

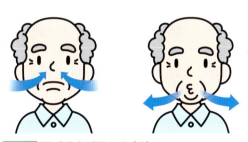

図3-18 深呼吸を活用した方法
口を閉じ，鼻から大きく吸い込み，呼気時に口をすぼめるようにして吐くことで，呼吸筋・口輪筋を鍛えられる．

要介助者への口腔ケア

> **Message**
> - 要介助者への口腔ケアは，ケア提供者が主体的に実施する，いわば他動的な口腔ケアといえる
> - 自立している方の口腔保清とおさえるべきポイントは同じだが，うがいができない場合は湿らせたガーゼでふき取るなど工夫する
> - 口腔保清と並行して，機能的口腔ケアを行う．保湿剤を含ませながら機能的口腔ケアを行うことで，口腔保清の仕上げにもなる

「できることは自分でしてもらう」という方針のもと，自立した方の口腔ケアは指導が中心になります．しかし，口腔ケアを自分で行えない要介助者の口腔ケアは，ケア提供者が主体的に実施するものです．他動的な口腔ケアともいえるでしょう．口腔ケアを直接提供する側の腕の見せ所です．

口腔保清

自立している方も要介助者も口腔保清のおさえるべきポイントは同じです（24～25ページ）．歯と歯の間や歯と歯茎の境目のブラッシング，粘膜清掃，舌のブラッシング，清掃後の物質の回収・排出，その後の保湿を必ず網羅しましょう．

義歯使用者では義歯の清掃もケア提供者が管理しなければなりません．

粘膜清掃にはスポンジブラシや指巻きガーゼが重宝します（図3-19）．口腔内乾燥を認める場合には，口腔保清を行う前に保湿剤などを使って湿潤環境をつくってから口腔保清をすることで患者さんの苦痛が少なくなり，清掃もしやすく，粘膜を傷つけにくくなります．

舌のブラッシングも同様に，湿潤化してから清掃してください．

回収・排出

セルフケア不足の方，全くセルフケアができない方は，口腔内環境が悪い場合が多いです．ブラッシングや機械的摩擦によって剝離した細菌は，極力口外に排出させましょう．水分を口腔内に保持できる方は，体位を工夫して水を使った排出が可能ですが，うがいができない方では「ふき取り」が必須です．乾燥したガーゼでふき取ると粘膜を傷つける可能性がありますので，少し湿らせたガーゼで清掃後の浮遊物を回収・排出しましょう．最近では保湿剤を含んだふき取り用ガーゼも市販されています．

機能的口腔ケア

他動的な口腔ケアでは，口腔保清に並行して機能的口腔ケアをすることができます．頬の内側粘膜を清掃しながら，頬全体を外側にストレッチすることで顔面の表情筋や口輪筋のストレッチ効果が得られます．舌をブラッシングするときに，ガーゼで舌の先端を持ち，口蓋に引っ張り出せば舌のストレッチにもなります（27ページ，図3-13）．機能的口腔ケアは保湿剤を含ませながら行うことで口腔保清の仕上げにもなりますので検討してください．

舌の機能的ケアには，舌に対する圧刺激に反発する力を利用する方法もあります．スプーンや舌圧子，ケア提供者の指などで舌を上下・左右に押さえ，患者さんが舌で反発することで舌の筋トレに近い運動が引き出せます（27ページ，図3-13）．

唾液腺のマッサージでは，皮膚表面から行う大唾液腺のマッサージ（29ページ，図3-16）のほかに，歯肉や口蓋，舌裏面の粘膜下にある小唾液腺のマッサージ（15ページ，図3-3）も必要です．スポンジブラシやケア提供者の指で同部位をマッサージすると，唾液がジワっと出てきます．

表情筋や口輪筋，後頸部筋群のマッサージやストレッチも機能的口腔ケアの一部です．顔面の皮膚をケア提供者が親指と人差し指でつまんだりのばしたりすることで顔面の筋肉の緊張をとり，筋機能を維持することに役立ちます．

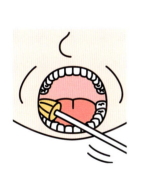
スポンジブラシで
清掃とマッサージ

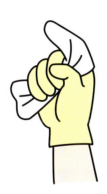
指巻きガーゼ
（水分を少し含ませる）

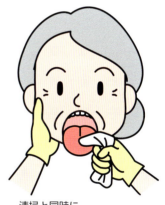
清掃と同時に
頬のストレッチ，マッサージ

図3-19 要介助者への口腔ケア
保湿剤を含ませながら機能的口腔ケアを行うことで，口腔保清の仕上げにもなる．

禁食中の口腔衛生

> **Message**
> - 禁食中は，唾液の分泌量が減少し，口腔内の細菌環境が悪化する
> - 経口摂取をしないことが，かえって誤嚥性肺炎のリスクを高めている
> - 禁食中は脳への求心性刺激が低下する．禁食を避けられない場合，口腔ケアや味覚に配慮したケアを行い，中枢神経へのインプットを増やそう

　経口摂取をしていないという方が少なからず存在します．脳卒中や進行性神経筋疾患，頭頸部腫瘍といった疾病に起因して摂食嚥下障害が最重症の方，がんやさまざまな疾病の終末期で経口摂取する意欲が高度に低下した方，消化管疾病のため一時的に経口摂取を禁止されている方などです．時にはこのような状況におかれているわけではなく，食べる機能も意欲もあるのに食事を禁止されている方さえいます．禁食中の方の口腔衛生がどのように変化し，どのようなリスクにさらされているのか考えてみます．

細菌環境の変化

　禁食中には唾液の分泌量が極端に減少します．唾液の減少は口腔内乾燥の最大の原因ですし，唾液に含まれる抗菌作用やその他の有用な作用が期待できなくなります．禁食中の高齢者と経口摂取している高齢者の細菌を比較した研究では，多剤耐性菌の一種であるメチシリン耐性黄色ブドウ球菌(MRSA)，腸球菌，セラチア，クレブシエラといった菌が禁食中の方の口腔内から高率に検出されるという結果が報告されています（図3-20）．

誤嚥性肺炎の発症リスク

　経口摂取をしないことは，誤嚥性肺炎の発症リスクであるということもわかっています．誤嚥性肺炎を予防するために「よかれと思って」禁食にすることがあるかもしれませんが，実はそのことが誤嚥性肺炎リスクを高めているかもしれないのです．その理由は，禁食によって口腔衛生が悪化し，好ましくない菌が増え，不顕性に誤嚥していくためです．禁食に伴い，唾液腺からの唾液分泌量は極端に減少してしまいます．唾液の作用の1つである「潤滑作用」(18〜19ページ)を得にくくなります．このことも誤嚥にかかわってきます．

　禁食を回避できる場合は極力回避すること，そして口腔衛生が悪化しないように，よりいっそう口の中の状況に気を配った看護・介護が求められます．

食べる感覚からの求心性刺激低下

　口腔内器官の運動制御は多くの脳神経によって支配されています．同時に，口腔内の感覚も多くの脳神経によって大脳に情報が届きます．禁食中の方は食べる機会，つまり，口で食物に触れる，味わう，温度を感じる機会を逸しているわけですから，脳への求心性刺激が低下した生活を送っていることになります（図3-21）．大脳皮質感覚中枢への刺激の30〜40％は口や食べる器官からの刺激です．禁食を避けられない場合，甘味料や香料を含んだ製品などを用いた口腔保清や機能的口腔ケア，味覚に配慮したケアを十分に行うことで中枢神経へのインプットを増やし，神経活動を保ちたいものです．

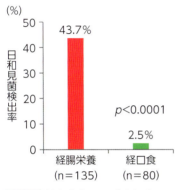

図3-20 禁食患者の口腔内細菌

	経腸栄養(%)	経口食(%)
緑膿菌	22.2	0
クレブシエラ	9.6	2.5
プロテウス	11.9	0
大腸菌	6.7	2.5
エンテロバクター	10.4	1.3
MRSA	7.4	6.3

〔Leibovitz A, Plotnikov G, Habot B et al：Pathogenic Colonization of Oral Flora in Frail Elderly Patients Fed by Nasogastric Tube or Percutaneous Enterogastric Tube. The journals of gerontology. Series A, Biological sciences and medical sciences 58(1)：M52-M55, 2003 改変〕

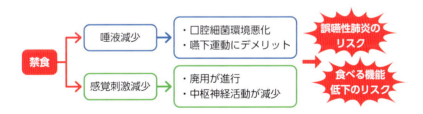

図3-21 禁食と誤嚥性肺炎

リハビリテーションとは

> **Message**
> - リハビリテーションには，広義のリハビリテーション（障害をもっていたり，要介護状態である方への支援すべてを指す）と狭義のリハビリテーション（いわゆる療法士が行う疾患別リハビリテーション）がある
> - 要介護高齢者に対するケアを広義のリハビリテーションととらえ，リハビリテーションの視点でケアを提供していこう

「リハビリテーション」は，日本の医療・介護の現場でよく耳にする言葉です．誤嚥性肺炎のように，要介護高齢者やフレイル高齢者とかかわりの深い疾病と向き合うにあたって，リハビリテーションという言葉を適切に理解しておく必要があります．

リハビリテーションの概念

世界保健機関（WHO）は，リハビリテーションを「能力や状態の低下を向上させるべく，障害をもつ人の社会的統合を達成するためのすべての手段である」と定義しています．また，「それを達成するための訓練だけにとどまらず，社会的統合をなすために行う環境や社会的な関わり」もリハビリテーションの範疇であるとしています．つまり，リハビリテーションは障害をもっていたり，要介護状態である方への支援すべてを指します．

看護師や介護士が行う日常的な自立支援，歩行や排泄などのADL（activities of daily living：日常生活動作）支援，口腔衛生と口腔機能の維持・向上のための口腔ケア，摂食するための丁寧な食事介助などもすべてリハビリテーションと考えて差し支えないでしょう．ただし，それが患者さん本人にとって不適切だったり，不足していたりするようではリハビリテーションをしているとはいえません．

疾患別リハビリテーション

日本の公的保険では疾患別リハビリテーションという名の定義があります．これはほとんどが，特定の疾患でかつ特定の状況にある患者さんへ，国家資格者である理学療法士（PT）・作業療法士（OT）・言語聴覚士（ST）がマンツーマンで行うリハビリテーションを意味します（狭義のリハビリテーション）．本項の「リハビリテーションの概念」を読んでおわかりいただけると思いますが，疾患別リハビリテーションは広い意味のリハビリテーションという概念の1つの構成要素（図4-1）ですので，必要な患者さんに対しては欠かすことができないものです．

しかしながら，PT・OT・STといった療法士が行うリハビリテーション行為だけが本来のリハビリテーションではない，ということを忘れないでください．リハビリテーションは障害者

にかかわるすべての方が実施できますし，すべての方が深くかかわりをもつべきものです．

維持するためのリハビリテーション（ケア）

多くの人間は，人生の晩期に身体的または精神的・社会的な障害をもつ可能性が高いです．何らかの支援が必要な状況であるにもかかわらず支援が提供されない場合，その障害は最も早い速度で悪化していきます．適切な支援が提供されるとその方の加齢に相当した最も理想的なカーブで低下していくことでしょう．この場面で提供される支援は障害や状態を向上させるものではないかもしれませんが，予測される悪化を防ぎ，障害や状態を維持することを目的としたリハビリテーションであると考えられます．これは「ケア」と表現してもよいでしょう．

要介護高齢者に対するケアも広い意味でリハビリテーションととらえ，多くの関係者はリハビリテーションの視点でケアを提供していくことが求められます．

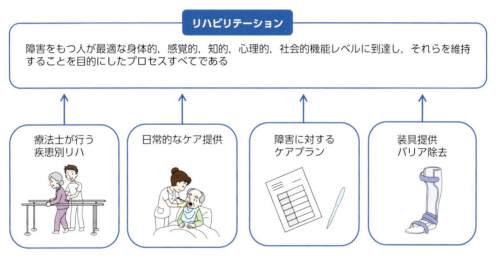

図 4-1　リハビリテーションの構成要素

誤嚥性肺炎の予防とケアとしてのリハビリテーション

> **Message**
> ▶障害者へのケアすべてがリハビリテーションであり，誤嚥性肺炎の予防と治療・ケアにかかわるリハビリテーションには，さまざまな種類があることを心得よう

　前項「リハビリテーションとは」(36〜37ページ)で，リハビリテーションには，広義のリハビリテーションと狭義のリハビリテーションがあることをお伝えしました．私たちは「リハビリ」と聞けば療法士がするものだとつい思いがちですが，障害者へのケアすべてがリハビリテーションであることを決して忘れてはいけません．本項では，誤嚥性肺炎の予防と治療・ケアにかかわりのある広義のリハビリテーションを列挙します．

療法士が行う疾患別リハビリテーション

　狭義のリハビリテーションです．障害を回復するために筋力・筋機能・認知機能などを高めるもので，診療報酬規則に定められた特定の状態にある患者さんへ実施すれば診療報酬が給付されます．また，介護保険にも類似の制度があります(図4-2)．

集団体操

　体操は心身機能を維持し，日内リズムを調整するのに役立ちます．複数名で集まって行う体操は，集団意識・競争意識もはたらきますので導入・継続しやすいといったメリットがあります(図4-3)．

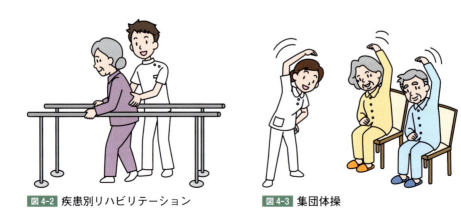

図 4-2　疾患別リハビリテーション　　図 4-3　集団体操

口腔ケア

口腔のリハビリテーションの一種と呼ばれることもあります．口腔保清や機能的口腔ケアを組み合わせることで食べるための口を維持していきます（図4-4）．

嚥下体操

嚥下体操は自分でできる口のリハビリです．機能向上を目指すというより，機能低下を予防するという意味合いが強いものです．要介護高齢者では食前体操として取り入れると，食べる準備運動としてもってこいです（図4-5）．

レクリエーション

集団体操に似ていますが，歌を歌ったり，音に反応したり，順序を確認したりと体操以外の要素も含んでいます．楽しいレクリエーションでは笑いや深呼吸が誘発され，呼吸リハの効果も期待できるかもしれません（図4-6）．

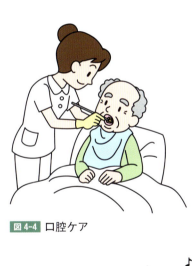

図4-4 口腔ケア

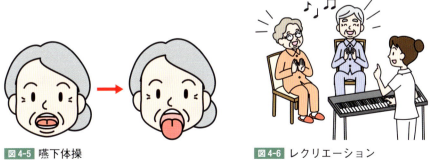

図4-5 嚥下体操

図4-6 レクリエーション

ADL（日常生活動作）支援

　寝たきりになると誤嚥性肺炎発症のリスクは高くなります．また，ADLが低下すると食べる機能も低下するおそれがあります．"今できること"や"していること"を継続できるようなADL支援も広義のリハビリテーションです（図4-7）．

栄養管理

　食べる支援は栄養管理の1つです．また，高度の低栄養状態では筋肉量・筋機能が低下することで食べる機能にも影響が出ますし，免疫力・体力が低下し，感染症（肺炎）を発症しやすくなります（図4-8）．

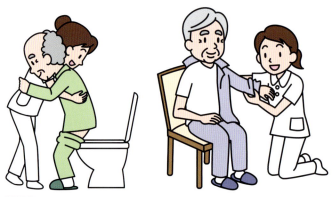

図4-7　ADL支援

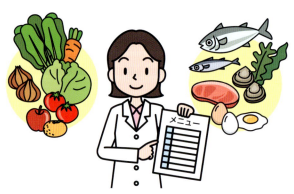

図4-8　栄養管理

日内リズムづくり

昼夜のリズムが崩れると認知機能や思考力が低下し，ひいてはADL低下・食事中の誤嚥リスクの原因にもなります．昼間は起きていて夜間は寝るというリズムを整えることもリハビリテーションといえます．

身体拘束廃止

過度な安全性確保を目的とした身体拘束は，明らかに身体機能の低下を引き起こします．身体拘束が必要かどうかをカンファレンスなどで毎日議論することもリハビリテーションの一部です（図4-9）．

禁食回避

安易な禁食を避け，誤嚥リスクをコントロールしながら摂食を続けられるような体制をつくることもリハビリテーションに含まれます．禁食は口腔衛生・摂食嚥下機能に不利であり，禁食に伴う栄養不足はさらに状態を悪化させます．

退院支援・ケアプラン

入院した誤嚥性肺炎患者さんの退院支援は，適切な食形態，食事や口腔ケアの方法の伝達，歯科通院手配やADL評価とその伝達などの面で重要です．新しい居住環境で誤嚥性肺炎のリスクを減らすために，どうケアするかケアプランを熟考しなければなりません．

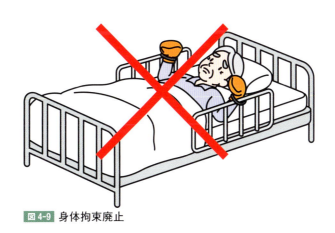

図4-9 身体拘束廃止

マンツーマンで行う リハビリテーション

> **Message**
> ▶ 誤嚥性肺炎の治療中にマンツーマンでリハビリテーション（耐久性訓練，ADL訓練，ROM訓練，呼吸リハビリテーション）を行い，ADLの維持・向上を目指そう

　誤嚥性肺炎の治療中にマンツーマンで行うリハビリテーションには，ADL向上や死亡率低減の効果があると報告されています．病院内では廃用症候群に対するリハビリテーションや呼吸リハビリテーションとして療法士がかかわることが多いことでしょう．診療報酬を請求するためには，疾病やADLなどの状況の規定をふまえて療法士が行う必要がありますが，（診療報酬を気にせずに）ほかの職種も類似したリハビリテーションを実施することはできます．患者さんごとに個別に計画したリハビリテーションを提供しましょう．

耐久性訓練

　誤嚥性肺炎の治療中は，ベッド上で生活する機会が増えます．場合によってはベッド上で臥床し続けるかもしれません．これにより四肢や体幹の耐久性はみるみる低下していきます．ここでいう耐久性とは一定時間の重力負荷に耐えられる能力を指します．立位や座位姿勢を保持するための下肢・体幹筋は，臥床により耐久性が落ちていきます．

　耐久性の訓練は，目的とする姿勢・動作を一定時間続けることが基本です．患者さんの体力やADLに合わせて，少しだけ負荷を増やしていけば入院に伴う耐久性低下を予防できます．代表的な訓練としては，座位訓練や立位・歩行訓練があります（図4-10）．最近では集中治療室に入院している患者さんでも座位訓練や立位訓練を早期に導入することがよいと考えられるようになってきました．

ADL訓練

　ADLは日常生活動作です．耐久性をつけることと並行して，患者さんがもともとできていたADLを維持するような訓練が必要です．具体的には，トイレ動作（移動・排泄），更衣，歩行，食事動作，洗面，口腔ケア，入浴動作などがあります（図4-11）．何でもかんでもケア提供者が手伝ってあげればよいというわけではないのです．ADLを維持・向上するためにその方に何が必要かを日々検討し，マンツーマンでリハビリテーションを提供できる体制をつくりましょう．

ROM 訓練

　ROM（range of motion）とは，関節可動域を指します．ADL を維持するアプローチが行われていれば基本的に可動域がさらに悪化することはないですが，初動が適切でなければ関節は拘縮することがあります．ROM に制限がありそれを改善するためには，関節周囲筋のマッサージ，良肢位の検討，ADL 訓練などを再検討します（図 4-12）．誤嚥性肺炎が直接関節拘縮を引き起こすわけではありませんので，ADL を落とさない早期介入が重要であるといえます．

呼吸リハビリテーション

　呼吸リハビリテーションは，呼吸関連筋の障害を予防・回復させることが目的です．誤嚥性肺炎の患者さんの多くは，気道分泌物を喀出する力が弱かったり，飲み込む力に問題を抱えています．
　具体的には，腹式呼吸の意識化，呼吸介助，スクイージング，呼気増強訓練（口すぼめ，咳嗽訓練），大声発声，上肢の抵抗訓練などがあります（図 4-13）．

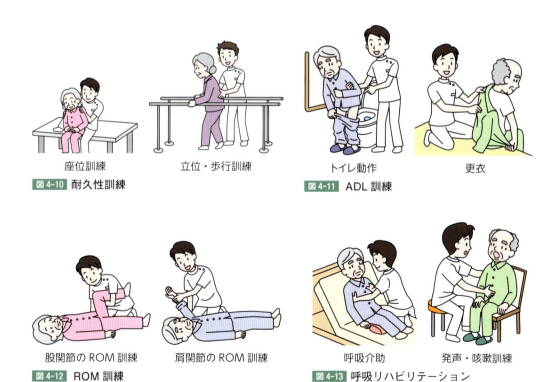

座位訓練　　　　　立位・歩行訓練　　　　　トイレ動作　　　　　更衣
図 4-10 耐久性訓練　　　　　　　　　　　**図 4-11** ADL 訓練

股関節の ROM 訓練　　肩関節の ROM 訓練　　呼吸介助　　　　発声・咳嗽訓練
図 4-12 ROM 訓練　　　　　　　　　　　　**図 4-13** 呼吸リハビリテーション

集団で行う
リハビリテーション（1）

> **Message**
> ▶集団で行うリハビリテーションを取り入れて，運動機能の向上や精神的な賦活を図ろう

　誤嚥性肺炎の治療と予防にはマンツーマンで行うリハビリテーション（42〜43ページ）のほかに，集団で行えるリハビリテーションもあります．本項では，主に療法士が関与することが多い集団で行うリハビリテーションを取り上げます．必ずしも療法士でないと行えないわけではありませんので，各施設の状況によって臨機応変に対応・工夫してみてください．

集団で行うメリット

　集団で行うリハビリテーションは，運動機能向上のほかに，個人間の相互作用があります．運動を継続するきっかけになったり，熱心に行うことで競争意識が芽生えたり，苦労や楽しさが伝播したり，またそれらを共有することで精神的な賦活の効果も期待できます．集団で行うリハビリテーションに必要なスタッフは，患者さんの前に立って全員を指揮する指揮者とうまくリハビリテーションができるようにサポートする補助者です．スタッフが複数名で対応しますので，スタッフ側のコミュニケーションが活発になるという効果もあります（図4-14）．以降に集団で行うリハビリテーションとして代表的なものを列挙します（図4-15）．

体操

　誤嚥性肺炎の予防と治療に有用な体操は，全身の筋機能をケアする体操です．足踏み，背伸び，前屈，背屈，体幹回旋，上肢挙上，バランスをとるような体操を組み合わせて行います．音楽やカウントなどのリズムに合わせて実施するように工夫すると続けやすいようです．患者さんによっては軽めのおもり（500 g程度）を使って筋負荷を増し，体操効果を高くすることもできます．全身の体操は循環血流量を増やし，血管収縮・弛緩効果もありますので，起立性低血圧の予防にもつながります．

立ち上がり訓練

　立ち上がり動作では大腿筋・大臀筋・背筋・腹筋といった大きな筋肉を使うため，立ち上がり訓練をすることで筋量維持・増加が期待できます．対象者の身体機能によって，手すりを使う，補助者がサポートを行うなどの工夫が必要です．体幹・下肢の筋力やバランスが改善されると，食べるときの姿勢調整や耐久性の向上につながります．

作業療法

　食べる動作には，上肢と手指機能が重要です．集団で行うリハビリテーションで，上肢動作を伴う作業をすることで誤嚥リスクの軽減が期待できます．手芸，折り紙，書字，リズムに合わせた手の運動などさまざまに展開できます．繊細な作業は認知機能や日内リズムの維持にもよい効果がありますので，誤嚥性肺炎の予防や治療が必要な方には重要なリハビリです．

嚥下体操

　捕食する（食物を口に入れる），咀嚼する，飲み込む動作を維持・向上するために嚥下体操を行います．スポーツ前の準備運動が大切であるように，嚥下体操を食前の集団で行うリハビリテーションとして取り入れることで，食事中の誤嚥を少しでも減らせる可能性があります．

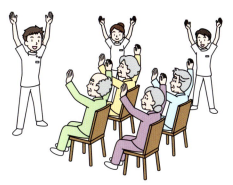

- 指揮者や補助者など複数のスタッフで対応する．
- 運動機能の向上や精神的賦活を図る．

図4-14 集団で行うリハビリテーション

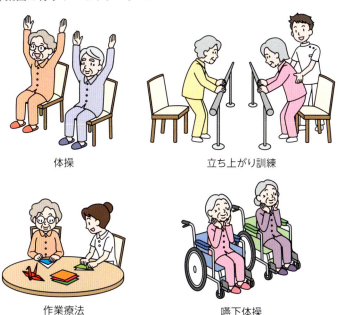

体操　　　　立ち上がり訓練

作業療法　　　　嚥下体操

図4-15 さまざまな集団で行うリハビリテーション

集団で行うリハビリテーション(2) 遊びリテーション

> **Message**
> ▶リハビリテーションの一環として遊びリテーションを行い，楽しみながら健口・健康を目指そう

　集団で行うリハビリテーションのなかでも，遊びの要素を多く含み，楽しみながら行うことのできる誤嚥性肺炎の予防と治療中のリハビリについて本項ではふれます．介護施設や公民館など，高齢者が集まる場所や，院内のデイルームや食堂などで行えるものです．口腔機能・呼吸機能・身体機能・認知機能の維持と向上に役立つレクリエーションであれば，ここにあげたもの以外にもたくさんの遊びリテーションプログラムはあります．楽しみながら健口・健康を目指す新しいゲームを各施設で開発してみてもよいでしょう(図4-16)．

顔じゃんけん

　顔でグー・チョキ・パーを表現して，参加者がお互いじゃんけんをする，または前に立った代表者とじゃんけんをするゲームです．グー・チョキ・パーは定められたものはありませんので，口の機能を大きく使う表情をそのつど決めてゲームをしてもよいでしょう．

　例えば，「グー：口を結んで頬を膨らませて怒った表情」「チョキ：舌を口の外にめいっぱい出してアッカンベーの表情」「パー：口を大きく開き，目を見開きびっくりした表情」といった感じです．

風船バレーボール

　参加者が輪になって(座って)，風船を使ってパスをし合うゲームです．参加者によっては風船の落ちてくるスピードをゆっくりにする必要があるかもしれません．大きな風船や紙風船を使うとスピードのコントロールができます．風船に集中して，目で追い，上肢を比較的スピーディに挙上する運動が得られます．風船を手で打つときに「よいしょっ」や「ハイっ」など発声を同時にすれば，よりいっそう食べる機能への刺激となるでしょう．

　時にはチーム対抗戦と称して，対面して座り，バレーボール競技のように相手のほうに打ち返すゲームに変えてみるのも1つの方法です．

合唱

　大きな声を出すことは，呼吸機能・口腔機能・免疫機能にとても有益です．楽しくみんなで歌える歌を選びましょう．例えば，「鳩」(ぽっぽっぽ～)「うさぎとかめ」(もしもしかめよ～)な

どの童謡は，スピードがゆっくりで口を大きく動かす音が多く含まれていますのでお勧めです．そのほか，昭和の歌謡曲はご高齢の方にとてもウケがよく楽しめます．正面にどなたからも見やすい大きさの字で歌の歌詞を準備することも忘れないようにしましょう．

ストローゲーム

　ストローを使ったゲームは，口腔機能や呼吸機能に効果的です．2～4名を1組にしてテーブルを囲んで座ります．ストローで吹いてゴールにボールを転がす「ストローサッカー」，太めのストローの内側に細めのストロー（片方をテープで閉じたもの）を入れて，的に向かって吹く「ストロー吹き矢」，ペットボトルやコップ内の水にストローを入れてブクブクと吹き続ける時間を競う「ブクブク競争」，ストローを釣り竿のように工夫し口で加えたストローでものを釣る「ストロー釣りゲーム」など，ストローを使ったゲームはたくさんあります．

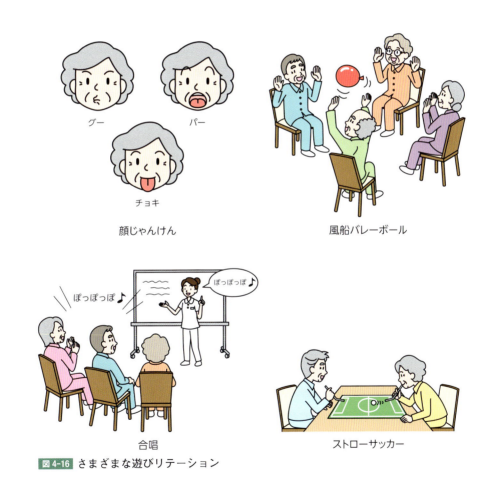

図4-16　さまざまな遊びリテーション

日中の離床

> **Message**
> ▶ 離床もリハビリテーションの1つであるととらえて，離床計画を立てよう
> ▶ 離床することで，筋肉量・筋機能の維持，末梢循環調節機能の維持，心肺負荷の軽減，せん妄の予防と治療，消化管機能の増進，廃用症候群の予防などが期待できる

　リハビリテーションには「ベッドから離れて（降りて）過ごす＝離床」も含まれます．入院した患者さんはベッド上で過ごすことをしいられますが，多くの方は発病前にはベッド上の生活をしていなかったはずです．要介護状態の方でも，ベッド上で必ず過ごさなければならない状況の方は少ないでしょう．就寝中以外，日中はベッドから離れて過ごすことによって，身体機能の低下や続発症の発生を予防できる可能性があります（図 4-17）．

筋への影響

　離床することで付随してくるのは，筋への荷重です．離床することで，脊柱起立筋（背筋）や腹筋，頸部筋群に重力による身体の重みがよりいっそう付加されます．筋は一定の荷重がかかってはじめて現在の筋量や筋力を維持することができますので，ベッド上で寝て過ごすことは極力避けるべきです．要介護の方を離床させるにはそれ相応の労力がかかります．ケア提供者が労力をかけることに億劫になると，患者さんの筋肉量や筋力が低下するのです．その見えない億劫さが患者さんにとって害をもたらすかもしれないと真摯に受け止めて，しっかりと離床計画を練りましょう．

循環への影響

　離床することは，循環機能にとっても有益です．臥床が続くと，四肢末梢血管や筋がもつ循環調節機能の低下がみられるようになります．廃用症候群（過度の安静による心身機能障害）の患者さんに起立性低血圧（起床，立位時におこる血圧低下）がしばしばみられるのは，末梢の循環調節機能低下によるものです．
　また，臥床時には全身の水分（血液）が心臓に向かって集まりますので，肺に炎症を患っている誤嚥性肺炎の患者さんにとっては呼吸の妨げになることもあります．心機能がもともと低下している方では肺に流れる血液がうっ滞し，肺での酸素と二酸化炭素のガス交換の効率が悪くなりえます．

日内リズムへの影響

　離床することで，ADL によってさまざまですが，ベッド上では行わなかった活動をすることになります．例えば，上下肢の運動量，発話，精神活動，呼吸量が増えます．日中の活動が増えることで生活リズムをつくれますので，さまざまな効果が生まれてきます．

　なかでも，せん妄(一種の意識障害で混乱した状態)の予防と治療効果，消化管運動の健常化は，誤嚥性肺炎の患者さんにとって，とても有用です．せん妄状態だと食事場面で摂食嚥下に集中できず，誤嚥のリスクが高まったり，食物認知が不十分になり，摂食量が減少します．消化管の蠕動運動は消化・吸収・排泄に深くかかわります．食欲増進，胃食道逆流，便秘などによる腹満感の軽減など期待できる効果は多くあります．

廃用症候群の予防

　廃用症候群の多くは医原性・介護原性です．離床や活動量確保に注力しなかった，もしくは注力できなかったことが原因で，身体機能低下や精神状態変化，消化器・循環器系の症状を呈します．誤嚥性肺炎の治療中であっても積極的に離床し，廃用症候群を予防しましょう．

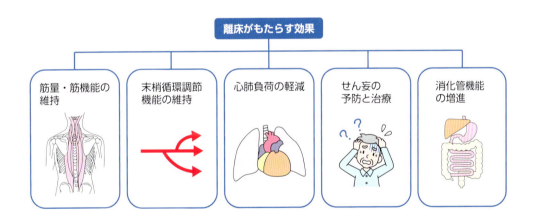

図 4-17　離床がもたらす効果

第4章　3つの柱　②リハビリテーション

日中の起床

> **Message**
> - 日中は起床して過ごそう（背もたれ角度を60度以上に保つ）
> - 起床によって，食べる・飲み込むための頸部筋の維持，口が閉じられることで口腔乾燥や唾液嚥下時の誤嚥リスク低減，日内リズムの調整の効果が期待できる

　誤嚥性肺炎を治療中の患者さんや誤嚥性肺炎を予防したい高齢者にとって，ベッドの上で臥床（寝て過ごす）していることは，さまざまなリスクを背負うことにつながります．夜間就寝中は臥床すべきですが，日中は起きて過ごすようにしましょう．離床が難しい場合でも，「ベッド上で座る・上体を起こして過ごす＝起床」ことには一定の意味があります．特にフレイル（虚弱），サルコペニア（骨格筋量減少・筋力低下），痩せなどを認める高齢者は，日中起床しておくように計画を立てるべきです．

筋への影響

　摂食嚥下運動に関連する頸部の筋にとって，起床は重要です．人の頭部重量は体重40 kgの人で約3 kgあります．普段私たちはこの3 kgの重さを首や体幹の筋肉で日中支えています．それは，私たちが日中体を起こして生活しているからです．臥床状態では，頭の重さ3 kgはすべて枕にかかり，首の筋に本来かかるべき重量は3 kgから0 kgに減ります．これでは食べる・飲み込むために使う頸部の筋が萎縮し，力が減弱しかねません．

　日中に起床することで頸部筋へ3 kgの荷重をかけることは，もともともっている食べる・飲み込むために使う筋量や筋力を維持するという意味をもちます．ベッドで上体を背側に傾ける（リクライニング）こともしばしばあります．しかし，リクライニング角度が十分でないときには起床の効果が得られません．背もたれ角度を60度以上に保ち，日中は過ごすようにしたいものです（図4-18）．

不十分なリクライニングの影響

　リクライニングが30度や45度では頸部筋への頭部重量負荷が不足します．これ以外にも，さらに2つの問題があります．1つは口が開いてしまいやすいこと，もう1つは後述する覚醒への影響です．不十分な角度での起床は，顎関節の構造や咬筋・側頭筋などの口を閉じる筋肉の向いているベクトルの兼ね合いで，口を閉じるためにさらに筋力を必要とします．すでに筋力が低下している高齢者にとっては，容易に口が開いてしまう体位なのです．口が開いていると口腔乾燥や唾液嚥下時の誤嚥リスク増大につながります（図4-19）．

覚醒への影響

　日中起床していることは，日内リズム調整に役立ちます．臥床している高齢者は，目を閉じ入眠しやすいです．皆さんも，上体を起こした途端に目を開け，挨拶し，会話を始める患者さんを何人も経験したことがあるのではないでしょうか．逆に不十分なリクライニング位をとると，入眠（昼寝）を誘発してしまうことがあります．確かにハンモックやマッサージチェア，ロッキングチェアでウトウトするときの角度は30度や45度ですね．リズムをつくるためにはしっかりとした角度で起床してもらうことが大切です（図4-20）．

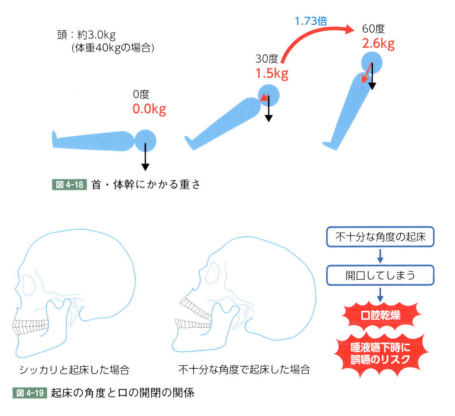

図4-18　首・体幹にかかる重さ

図4-19　起床の角度と口の開閉の関係

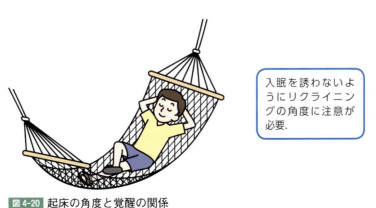

図4-20　起床の角度と覚醒の関係

脱水と感染症

> **Message**
> - 脱水は感染症を引き起こすリスクであるとともに，死亡リスクともなる
> - 摂食嚥下障害の方は自発的な水分摂取が難しいため，ケア提供者が常に気を配ろう

　栄養管理で忘れられがちなのが，脱水予防や水分量のモニタリングです．脱水は感染症を引き起こすリスクであるとともに，いくつかの感染症では脱水自体が疾病予後を悪くすると考えられています．摂食嚥下障害を認める方や誤嚥性肺炎治療中の方の水分管理には常に気を配りましょう．

誤嚥性肺炎予防のための水分管理

　誤嚥性肺炎は，摂食嚥下障害の方や高齢者で食べる機能が若いころに比べ少し低下してきた方に多く発症します．摂食嚥下障害の方は食べられる食形態が限られていることや，食事介助を必要とすることがあるため，自発的な水分摂取が難しい状況です．そのため，水分が不足してしまいがちです．高齢者は若い成人に比べ，体内の水分保有量が減少していることが知られていますので，容易に脱水症になる可能性があります．脱水状態だと唾液分泌量が減少したり，唾液の性状が変化することによって，口腔内の環境が悪化しやすくなりますので，口腔内に誤嚥性肺炎起因菌が増加し，肺炎のリスクとなりえます（図5-1）．また，唾液減少は，摂食嚥下運動の潤滑性を悪くしたり，味覚を含めた口腔内の知覚を悪くすることもあるので，安全な摂食嚥下運動を阻害する可能性もあります．

　誤嚥性肺炎を予防するために，常に水分摂取量と水分排泄量に配慮し，必要に応じて水分摂取を促したり，しかるべき方法での脱水補正を考えることが必要です．

　すでに摂食嚥下障害を指摘されている方への水分促しは，とろみ付きの水やお茶，ゼリー状にしたお茶などをいつでも提供できる体制をつくることから始めるとよいでしょう（ゲル化剤などについては，76～77ページ）．

誤嚥性肺炎治療中の水分管理

　肺炎や敗血症などの感染症の死亡リスクとして，脱水状態があげられます．治療中の水分管理は疾病からの回復に影響するといえます．誤嚥性肺炎の治療中には点滴が実施されることが多いのですが，点滴で投与された水分の多くが血管内にとどまって循環するわけではありません．維持液（3号液）とよばれる点滴は，体液の浸透圧・濃度勾配に従って，多くは自動的に血管外や細胞内に分布します．尿量や不感蒸泄量をモニタリングして，循環している水分量が十分であるか評価しなければなりません．

口が乾く，尿量が少ない，濃縮尿，皮膚の乾燥が改善していないといった症状は，脱水状態のサインと考えられます(図5-2)．

　口呼吸や高熱は不感蒸泄が増加する要因になりますので，必要水分量を多め(状態によりますが100～500 mL 多め)に見積もる必要があります．

　また，口呼吸は口腔内乾燥を引き起こし，口腔内の細菌環境を悪化させるなどしてさらなる誤嚥性肺炎発症のリスクとなりますので，口腔保清に努めましょう．

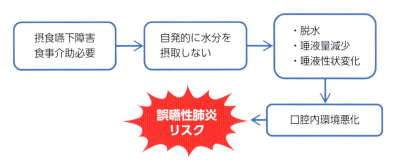

図 5-1 摂食嚥下障害・脱水・誤嚥性肺炎の関係

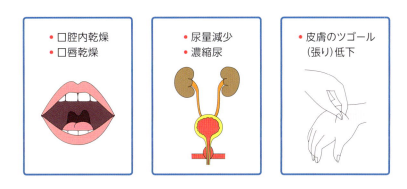

図 5-2 脱水症状のサイン

タンパク質と筋肉

> **Message**
> ▶筋肉にフォーカスした栄養管理を行おう
> ▶筋肉量の維持・増加のために「適切なタンパク質量の摂取」と「運動」を組み合わせよう

　栄養状態をとてもよく反映するものの1つに「筋肉」があります．筋肉量が落ちた状態は，体力・免疫力の低下にも密接にかかわっています．また，筋肉は収縮と弛緩によって関節の曲げ伸ばしを行いますので，運動機能を維持するために最も重要な器官でもあります．誤嚥性肺炎は体力・免疫力が低下した高齢者に多く発症し，入院した患者さんの多くは筋肉量がさらに低下することで肺炎からの回復が悪くなりますので，誤嚥性肺炎を予防・治療するうえで筋肉にフォーカスした栄養管理を行うことが重要です．

タンパク質摂取

　ご存知のように，筋肉はタンパク質を多く含む生体組織です．筋肉は常にターンオーバー（代謝回転）してタンパク合成（同化）とタンパク分解（異化）を繰り返しています．栄養として摂取したタンパク質は，アミノ酸に分解・吸収されます．その後，各組織の細胞内でアミノ酸同士が結合し，タンパク質が合成されていきます．合成と分解のバランスが取れているときには，筋肉量に変化がないと考えられていますが，分解が合成に勝っているときには，筋肉量が減ってしまいます．

　タンパク質摂取で重要なことは，①筋量を維持・増加させるために必要なタンパク質量を設定すること，②分解が亢進しているかどうかを判断すること，にあります．

　健常な成人の1日の推奨タンパク質摂取量は1.0〜1.2 g/現体重(kg)とされています．つまり，体重50 kgの方は1日50〜60 gのタンパク質摂取が必要なわけです．腎機能が高度に低下した方のタンパク質摂取目標は0.8 g/現体重(kg)ですので，栄養管理時には腎機能に問題がないかの確認が必要です．

　また，全身性の炎症や悪液質があるとタンパク質の分解が亢進していますので，前述のタンパク質量を摂取していても不十分なことがあります．分解が亢進していると考えられる方は，推奨量以上のタンパク質摂取が求められます．1日に何gを追加するのかは疾病や状況により異なりますので，管理栄養士や栄養を専門にしている専門職と相談しながら目標値を設定するとよいでしょう．

運動の必要性

　筋肉量を増加させるためには，タンパク質摂取に加えて運動が必要です．誤嚥性肺炎の予防を目的とした栄養管理を実践するときには，体操・全身運動・ウェイトトレーニングなどと組み合わせます．運動は身体活動量や呼吸量を増加させるので，身体的なリハビリテーションという側面もあります．一律に同じ運動量が必要なわけではありませんので，個々の状況によって運動でどれくらい負荷をかけるか検討してください．

　筋肉にフォーカスした栄養管理では，栄養量だけではなく運動量にも配慮してこそ栄養管理のゴールは達成できるのです（図 5-3）．

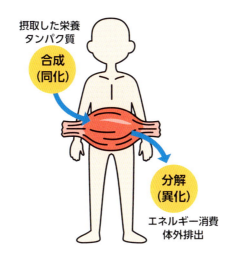

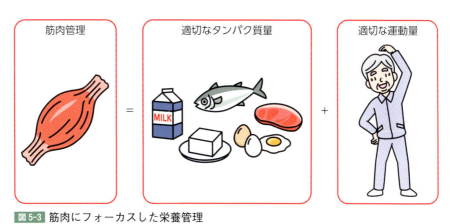

図 5-3　筋肉にフォーカスした栄養管理

栄養量目標（カロリー）

Message
- 誤嚥性肺炎の予防と治療において，エネルギー量（カロリー）を確保することが大切である
- 点滴をしているからと安心せずに，必要なカロリーが摂取できるようにケアしよう

　誤嚥性肺炎は痩せて身体機能が低下した高齢者に多く発生しますので，体重維持とADL確保は予防においてとても重要です．誤嚥性肺炎の治療中には栄養需要が高まること，また，気を配っておかないと栄養量が不足しやすい状況になることから，治療中と予防の両面において栄養ケアという視点は欠かせません．

　エネルギー量（カロリー）は，現代の栄養ケアで最も用いられている簡易な栄養摂取量指標です．本項では，誤嚥性肺炎の予防と治療・ケアを行ううえで参考基準としてもらいたいカロリーについて解説します．

誤嚥性肺炎を予防するためのカロリー基準

　低栄養ではないと判断できる高齢者の1日のカロリー摂取量は，現体重（kg）あたり30 kcal/kg/日に設定するとよいでしょう．体重50 kgの方であれば，1,500 kcal/日になります．ただし，この量は活動量に比例して増減します．アクティブに外に出て活動している方であれば1.1～1.4倍，完全にベッド上の生活をしている方であれば0.8～0.9倍を掛けます．

　低栄養（低体重）であると判断された方のカロリー摂取量は，どれくらい体重を増やしたいかによって変動します．前述の現体重（kg）あたり30 kcal/kg/日と活動量で算出したカロリーに，さらにカロリーを上乗せします．約1か月で1 kgの体重増加を目標にする場合，1日当たり200～500 kcal/日を上乗せするとよいです．例えば，低栄養，体重40 kg，室内ADL自立，体重増加目標1 kg/月だとすると，30 kcal×40 kg（体重）×1.0（活動量でのカロリー増加なし）+250 kcal=1,450 kcal/日という計算になります．

　年齢によって基礎代謝量が異なりますので，一概にこの方法が正しいというわけではありませんが，80歳以上の高齢者には非常に使いやすい簡易計算法です（図5-4）．

誤嚥性肺炎治療中の栄養ケア

　入院治療中は，「点滴をしているから安心」という誤った集団意識がはたらきやすいため，病棟担当管理栄養士や栄養サポートチーム，担当看護師がたえず気を配る必要があります．

　維持液（3号液）とよばれる点滴1本（500 mL）に含まれるカロリーは100 kcal未満です（図5-5）．がんばって1日4本点滴したとしても，300 kcal前後しか摂取できないことになりま

す.ただでさえ病気で体はつらい状況なのに,極端な栄養量不足をしいてしまうと回復速度が遅くなるうえに栄養状態はさらに悪化しかねません.

　誤嚥性肺炎治療中のカロリー摂取量は,予防するためのカロリー基準と同等以上が望ましいです.誤嚥性肺炎は全身の炎症を伴いますので,エネルギー需要が高まっています.少なくとも現状維持ができるカロリーを摂取できるようにケアしましょう.

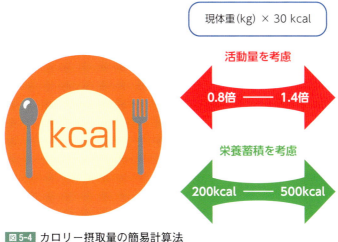

図 5-4 カロリー摂取量の簡易計算法
- アクティブに外に出て活動している場合は 1.1〜1.4 倍
- 完全にベッド上の生活をしている場合は 0.8〜0.9 倍
- 低栄養で約 1 か月で 1 kg 体重増加を目標にする場合,1 日当たり 200〜500 kcal/日を上乗せする

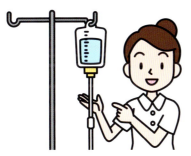

誤嚥性肺炎治療によく使われる
点滴 1 本(500 mL)に含まれるカロリー
- 維持液(3号液):100 kcal 未満
- 乳酸リンゲル液:0〜100 kcal
- 生理食塩水:0 kcal
- アミノ酸含有末梢静脈輸液:210 kcal

図 5-5 点滴 1 本(500 mL)とそのカロリー

栄養評価方法あれこれ

> **Message**
> ▶低栄養は，血液検査や画像検査など何か1つの指標だけでは判定できないと心得よう（血清アルブミン値のみで判断しない）
> ▶これまでの経過や身体測定値，スクリーニングツールやBMIなどを組み合わせて検討しよう

　栄養状態を評価することは，適切な栄養量を決定するうえで最も重要です．低栄養かどうかの判定をしっかり行い，低栄養であればカロリーやタンパク質の増量を考慮するようにしましょう．本項では，日常臨床で応用しやすい低栄養の判断方法について，いくつか紹介します．

経過や身体測定値から検討する

　医療現場で多用される血液検査や画像検査単独で低栄養を判定することはできません．世界的なコンセンサスでは，栄養に関連する項目の経過や身体測定値などのうち，複数の項目を評価して総合的に判断することが求められています．
　まず，①摂食量が足りているか，②体重が落ちてきていないか，③筋肉量が減少していないか，④皮下脂肪量が減少していないか，⑤浮腫がないか，⑥身体機能が落ちていないか，この6項目を評価します．そして，現在問題になっている疾患が低栄養リスクと関連する急性疾患なのか，慢性疾患なのか，または炎症がない疾患なのか，純粋に栄養量不足なのかも検討します．大まかな目安として，摂食量が必要栄養量の3/4未満，体重減少が短期的（1～4週間）に2%以上，長期的（2～6か月間）に5%以上あると異常であると問題視してよいでしょう．筋肉量・皮下脂肪量・浮腫・握力低下はそれを認めれば問題視します．6項目のうち2項目以上を満たせば低栄養と考えられます（図5-6）．

スクリーニングツールと体重で検討する

　臨床現場で使いやすいものには，スクリーニングツールを用いた2段階評価法があります．第1段階として，信頼性と妥当性が検証済みのツールを用いて，低栄養であるかもしれない方を拾い上げます．第2段階として，体重〔BMI＝体重kg÷（身長m）^{2}〕や体重減少の推移を用いて最終判断します．この方法は主観を入れずに客観的にしかも侵襲なく低栄養判定ができますのでお勧めです．
　第1段階で用いるスクリーニングツールは，Mini Nutritional Assessment-Short Form（MNA-SF）やGeriatric Nutritional Risk Index（GNRI）が使いやすいです．MNA-SF≦11ポイントまたはGNRI＜92ポイントを低栄養リスクありとする基準値にします．第2段階では，BMI＜18.5kg/

m², あるいは BMI≧18.5 kg/m² であっても体重減少傾向と BMI 軽度低値であれば最終的に低栄養と判定されます（図 5-7）．

血清アルブミン値に注意

　日本では栄養評価の客観的指標の1つとして，血清アルブミン値をよく検討します．しかし，この取り扱いには注意が必要です．血清アルブミン値は全身炎症があると低値を示すことが知られていますので，感染症や慢性炎症性疾患の患者さんでは低栄養でなかったとしても低値を示しやすくなります．1つの血液データだけで栄養評価ができればとても便利で簡便ですが，現在のところそのような栄養指標は存在しません．低栄養の判断を血清アルブミン値に依存しすぎないように注意しましょう．

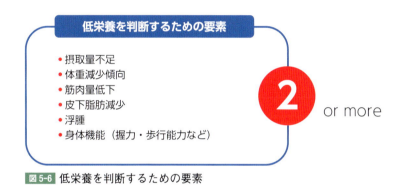

図 5-6　低栄養を判断するための要素

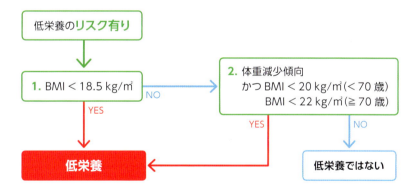

図 5-7　スクリーニングツールと体重による 2 段階評価法
　　　　第 1 段階として，信頼性と妥当性が検証済みのツール(MNA-SF や GNRI)を用いて，低栄養であるかもしれない方を拾い上げる(MNA-SF≦11 ポイントまたは GNRI＜92 ポイントを基準値とする)．
　　　　第 2 段階として，BMI や体重減少の推移を用いて最終判断する．

リハビリテーション栄養

> **Message**
> ▶ リハビリテーション栄養の考え方を取り入れよう
> ▶ 運動と栄養をペアで考えて行い，筋力・体力の向上を目指そう

　誤嚥性肺炎の患者さんやその発症リスクが高い方の栄養管理は，食べる物（栄養素）だけに着目していては十分な対応ができているとはいえません．身体活動や社会参加，生活環境，個性など多角的に評価して健康状態を最大限支援するためには，リハビリテーション栄養（以下，リハ栄養）という考え方を取り入れるとよいでしょう．リハ栄養には「リハビリテーション」という言葉がついていますので，リハビリテーション患者の栄養管理と誤解されやすいのですが，広い意味では障害をもつ方・障害リスクがある方の栄養管理すべてを含んでいます．

リハ栄養のエッセンス

　リハ栄養の対象者はとても広く，①障害は無いがリスクを抱えている方（フレイル高齢者），②すでに障害がある方（要介護高齢者），③重度の障害がある方（寝たきり高齢者）と大きく3つに分けられます．それぞれ程度の差はあるものの，運動と栄養という2大要素を常に併存させて支援するのがリハ栄養です．
　第4章「3つの柱　②リハビリテーション」(36～51ページ)で述べたようなリハビリテーションが運動という要素です．誤嚥性肺炎の予防や治療・ケアにおいてなぜ運動という要素が必要なのかというと，食べる機能（摂食嚥下）と呼吸する機能にはともに筋機能が影響するからです．筋肉は「運動」がなければ弱っていきます．そして，栄養は筋肉をつくる最重要因子です．運動と栄養をペアで考えて行う栄養管理法——これがリハ栄養の基本というわけです．
　感染症の発症や感染症との闘病には体力（＝栄養状態）の低下もかかわっています．体力とはとてもあいまいな言葉ですので補足しますと，「その人に見合った活動を起こすのに十分な筋力や栄養状態」と考えてもよいかもしれません．筋力や低栄養のケアを行うために，リハ栄養の考え方が必要になります（図5-8）．

対象者別リハ栄養のすすめ

　フレイル高齢者では，加齢に伴い筋力は低下してきていますので，誤嚥性肺炎予防のために積極的な筋負荷と栄養摂取を行うべきです．
　寝たきりではない要介護高齢者は，活動量確保と低栄養改善のための食支援がリハ栄養です．通所サービスなどを積極的に利用することで活動量が増やせます．粗食思考をやめ，腎機

能に応じたタンパク質摂取を心がけましょう．

　寝たきり高齢者は，活動量がきわめて落ちている誤嚥性肺炎発症の高リスク者です．呼吸・嚥下にかかわる筋や腰背部・体幹筋への重力負荷が重要です．決して寝かせきりのままで管理をしないように，日中は起きて過ごしてもらいましょう．嗜好に合わせて工夫した高タンパク質食を提供できないか検討することでリハ栄養が実践できます（図5-9）．

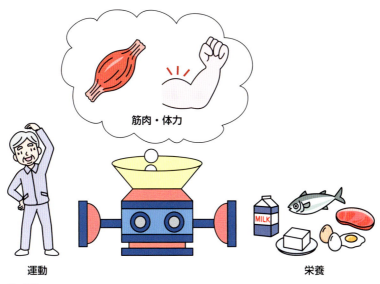

図5-8　リハ栄養の基本
　　　運動と栄養をペアで考えて行い，筋肉・体力の向上を目指す．

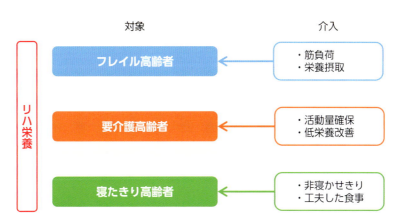

図5-9　リハ栄養の対象者とその介入

リハ栄養の実践(1)フレイル高齢者編

> **Message**
> ▶フレイル高齢者の場合は,積極的な筋負荷と栄養摂取を行おう(禁食の場合は,禁食期間を短くできるように食べる支援技術を磨こう)

フレイル高齢者は,一般的に身体機能に障害は無く,屋内外問わず日常生活が自立している方です.完全に健常というわけではなく,体重減少・筋機能低下・疲労感・活動量低下などをいくつか満たすような少し弱ってきた高齢者を指します.

誤嚥性肺炎予防のためのリハ栄養プログラム(例)

75歳のHさん(男性)は,最近食事中にむせることが気になっています.また,横断歩道では,歩行者信号が青のうちに渡りきれなくなってきました.

	プラン1	プラン2
運動	●全身の体操(毎日) ・ラジオ体操やテレビ体操のような全身運動になるもの ●下肢筋力増強パワーリハ ・手すりを持って行うスクワットなどで下肢筋力を強化(図5-10)	●ウォーキング(毎日) ・30分以上の有酸素運動を行い代謝を亢進させると,持久力も向上 ●階段昇降パワーリハ ・下肢・臀部・背筋に運動負荷をかける ・体力に応じて手すりを使用(図5-10)
栄養	●好みの食物でカロリーアップ ・体重が少ない方は総カロリーアップのために食べ物を増やす	●糖質よりタンパク質の増量 ・米飯の量を2割ほど減らし,肉・魚・卵・牛乳などタンパク質を多く含む食材で補完

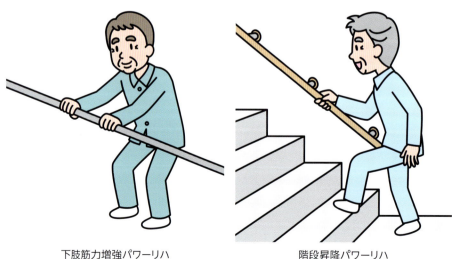

下肢筋力増強パワーリハ　　　階段昇降パワーリハ

図5-10 パワーリハの例
無理のない範囲で続けるようにする.

誤嚥性肺炎治療中のリハ栄養プログラム（例）

　79歳のMさん（女性）は，誤嚥性肺炎と診断され，本日お昼過ぎに市民病院（内科）に入院しました．もともとは家事全般をゆっくりですが行うことができる方です．最近痩せてきたことを気にしていました．

	プラン1	プラン2
運動	■ 病棟内ウォーキング ・病院内は手すりなどの設備が十分整っているため，ベッドに横になって過ごさず歩く	■ 集団体操 ・看護師が主催する集団体操に参加し，手足・体幹・首のストレッチや嚥下体操など積極的に体を動かす
栄養	■ 禁食を避ける ・禁食を避けることで栄養摂取量確保が容易になる（図5-11）． ・不足した栄養量は点滴で補うこともできる	■ 禁食の場合は…… ・禁食の場合，末梢静脈栄養法では十分な栄養摂取量が確保できない ・禁食期間を短くできるように食べる支援技術を磨く

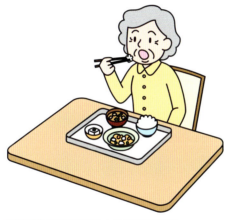

経口摂取は栄養量確保が容易になる

- 給食を3〜4割摂取できれば
  →約500kcal/日
- アミノ酸含有末梢静脈輸液
  →420kcal/2本
- 脂肪乳剤点滴
  →約200kcal/1本

図5-11 経口摂取による栄養量確保

リハ栄養の実践(2)要介護高齢者編

Message
- 寝たきりではない要介護高齢者には，活動量確保と低栄養改善のための食支援がリハ栄養となる
- 通所サービスなどを利用して活動量を増やし，腎機能に応じたタンパク質摂取を心がけよう

要介護高齢者は日常生活の活動量があまり多くありません．筋肉量・筋力を維持するため，または少しでも増加させるために，リハ栄養のコンセプトを使った栄養ケアには高い価値があります．ここでいう要介護高齢者は，ADLの一部に介助を要する方を想定しています．

誤嚥性肺炎予防のリハ栄養プログラム(例)

83歳のSさん(女性)は，3年前の大腿骨近位部骨折の手術後から要介護認定を受けています．歩行器歩行，入浴と更衣に介助が必要です．体重は軽く，BMIは18.0 kg/m^{2}と推定されています．疲れやすく，1人で外出することはなく屋内生活が中心です．

	プラン1	プラン2
運動	●座ってできる体操(毎日) ・椅子に座ってできる四肢や体幹のストレッチ運動で筋肉や関節の柔軟性を高める(図5-12) ●立ち上がりパワーリハ ・椅子に座る・立ち上がる運動をゆっくり行い，起立筋・臀部・下肢筋，上肢に運動負荷をかける(図5-13)	●通所サービス利用 ・通所介護サービスを利用すると外出機会が増え活動量が増える ・遊びリテーションも楽しめる ●階段昇降パワーリハ ・下肢・臀部・背筋の運動負荷になる ・転倒に注意し手すり使用，介助者による見守り
栄養	●カロリー・タンパク質増量 ・タンパク質・脂質を含む牛乳や補助食品などを上手に利用し，総カロリーアップを計画	●食事中の姿勢に注意 ・前後左右のバランスをとって座り，顎が上がらないよう介助者も座って食事介助する

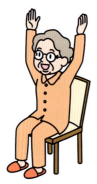

図5-12 座ってできる体操
座ってできる体操を工夫する．

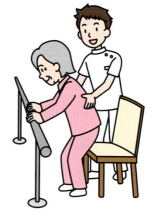

図5-13 立ち上がりパワーリハ
手すりをつかんで立ち上がる．

誤嚥性肺炎治療中のリハ利用プログラム（例）

　85歳のYさん（男性）は，要介護3の認定を受けています．認知症が高度で食事動作にも不自由があるため食事介助が必要です．車いすに座る・立つことはできますが，歩行器を使った歩行はできません．誤嚥性肺炎を起こしたのは2回目です．

	プラン1	プラン2
運動	●日中の起床・離床 ・ベッド上の生活をしいると活動量が極端に落ちるため，少なくとも日中は起き上がり，できるだけ離床して過ごす（図5-14）．	●集団体操 ・集団で行う嚥下体操や体操教室などを企画 ・認知機能が低下していても模倣は可能なことが多い
栄養	●誤嚥リスクを軽減した食事介助 ・体調が悪く活気がないときは，誤嚥リスクが高まる ・座り方・頸部ポジショニングに気を配り，時には嚥下調整食への変更を検討（図5-15）	●禁食の場合は…… ・禁食時は栄養量が不足しがちなため，点滴内容を吟味 ・口腔ケアは禁食中でも可能なため，口腔ケアを強化して食べられる口づくりに注力

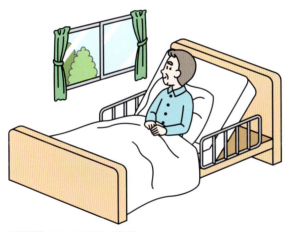

図5-14 日中の起床・離床
　寝かせきりではなく，日中は起床（上体を起こす）と離床（ベッドを離れて過ごす）する．

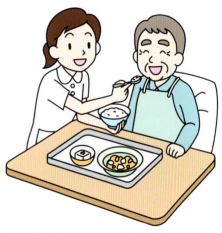

図5-15 誤嚥リスクを軽減した食事介助
　姿勢（座り方・頸部前屈位）・食形態に配慮して食事介助を行う．

リハ栄養の実践(3)寝たきり高齢者編

Message
- 寝たきり高齢者は活動量がきわめて落ちているため,呼吸・嚥下にかかわる筋や腰背部・体幹筋への重力負荷が重要である
- 日中は起床してもらい,嗜好に合わせて工夫した高タンパク質食の提供を検討してみよう

　寝たきりですべてのADLに介助を要する場合,リハ栄養の考え方を使わなければ単に寝かせきりのケアになってしまいます.関節は拘縮していき,日内リズムも悪くなり,摂食量が維持できなくなります.誤嚥性肺炎の発症率が上がるかもしれません.ケア提供者の取り組み次第で患者さんの栄養状態が左右されるのですから,専門職として誇りをもったケアを提供しましょう.

誤嚥性肺炎予防のためのリハ栄養プログラム(例)

　72歳のTさん(男性)は,10年前にくも膜下出血を患って以来,寝たきり状態です.摂食嚥下障害もあり,現在は総義歯を装着し,ミキサー食を摂取しています.70代になってから誤嚥性肺炎を2回発症,体重は直近1年で3kg減少しています.

運動	●日中の離床 ・リクライニング車いすを活用して日中は居間で過ごす(図5-16) ・リクライニング角度はできるだけ大きく上げて調整する ●拘縮予防の可動域訓練 ・股関節・膝関節・肩関節は無理のない範囲で介助により動かす	●通所サービス利用 ・外出することで活動量が増す ・他者と接することで精神運動も活発になる ●食べるリハ ・咀嚼や舌・口唇の運動機能が低下しないように嚥下体操や噛む訓練など安全に食べる口づくり ・口腔ケアに注力して衛生状態を保つ
栄養	●嚥下調整食 ・料理をミキサーにかけただけのものは離水(水分が分離)しやすく,離水した水分によって誤嚥が増える可能性あり ・とろみ剤(増粘剤)やゲル化剤で離水を抑える(図5-17)	●水分管理 ・全介助の方は自分から水分摂取することがないため,脱水にならないようにケア提供者が水分摂取量を把握する ・摂食嚥下障害があるときは,水分にはとろみをつけるか,ゼリー化する

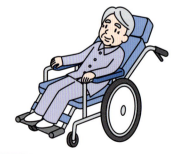

図5-16 リクライニング車いすの活用
日中は極力離床する.

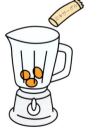

図5-17 嚥下調整食
ミキサー食は,離水を抑える工夫が必要.

誤嚥性肺炎治療中のリハ栄養プログラム(例)

　88歳のAさん(女性)は，認知症終末期で自ら発話・発声することはあまりありません．3年前から寝たきりになり，介護施設に入所中です．今回は誤嚥性肺炎で緊急入院です．もともとゼリー食を無歯顎・義歯なしで摂食しています．

運動	● 日中の起床・離床 ・全介助であっても上体を起こして過ごすことは可能(図5-18) ・臥床していると唾液さえ飲み込みづらくなる ● ペダル回転運動 ・関節の拘縮予防，血行循環改善に下肢のペダル漕ぎは有用(図5-19) ・安全に配慮して受動的運動を取り入れる	● 座位保持訓練 ・自力で端座位ができなくても介助下に座位をとることは起立筋・嚥下筋の耐久性向上につながる ● 食べるリハ ・口腔ケアを強化し，機能と衛生状態を保つ
栄養	● 嚥下調整食 ・ゼリー状またはジュレ状の形態に調整した食事を提供する ・栄養量確保のために高カロリー化を工夫する	● 禁食を避けるために ・もともと食べられていた方なので，放置しなければ摂食できる ・体調によっては，ゼリー状・ジュレ状の栄養補助食品だけでも試してみる

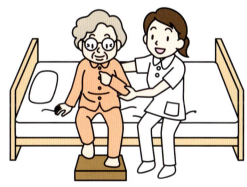

図 5-18 日中の起床・離床
積極的に起床し，耐久性を向上させる．

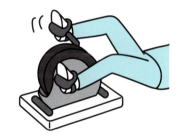

図 5-19 ペダル回転運動
関節の拘縮予防・血行循環改善に有用．

COLUMN

摂食嚥下運動のメカニズム

　摂食嚥下運動(食べたり飲み込むために必要な運動)は，私たちのほかの運動・動作と同じように，中枢神経からの運動刺激によって効果器である筋肉が収縮したり弛緩することによって起こります．中枢神経からの刺激は五感からの求心性神経によって微調整されている点も，ほかの運動や動作と同様です．

　摂食嚥下にかかわる筋肉は数多くあり，しかも毎回誤嚥を最小限にするために，とても精度の高い運動が求められます．摂食嚥下にかかわる筋を支配・調節する中枢神経または末梢神経のどこかが障害されると，摂食嚥下障害を引き起こします．

　神経の障害だけでなく，筋肉自体のパフォーマンス力不足によっても摂食嚥下障害は起こりえます．筋肉を回復させたり筋力をつけたりするような栄養ケアが，摂食嚥下障害の予防や治療に効果的であることを忘れてはいけません．

リフィーディング症候群に注意

　入院前の数日間または数週間に極端な体重減少や摂食量低下がみられた場合は，リフィーディング症候群発症の懸念があります．

　リフィーディング症候群とは，高度低栄養状態で急速栄養補給をすることで引き起こされる致命傷になりえる代謝反応です．10％以上の体重減少，5日以上の極端な摂食量不足，痩せがある患者では，1週間かけて目標カロリーへ段階的に増やしていく慎重さが求められます．

　リフィーディング症候群を発症する方は，微量元素・電解質やビタミン類も不足した状態です．特に，リン・カリウム・マグネシウムなどの微量元素・電解質とビタミンB_1の欠乏は，この疾病を引き起こす元となります．

　体重・摂食量不足などでリスクを判断し，入院時からリン・カリウム・マグネシウムのモニタリングとビタミンB_1の十分な補充を行いましょう．

第3部
誤嚥性肺炎の予防とケアの3つの工夫

第6章	3つの工夫 ①食形態
第7章	3つの工夫 ②ポジショニング
第8章	3つの工夫 ③薬剤

　先の第2部では誤嚥性肺炎の予防とケアに欠かせない「3つの柱」を示しました．この第3部では，実際に食べるための食形態やポジショニング，薬剤の工夫を取り上げます．「3つの柱」と「3つの工夫」という多面的な取り組みが誤嚥性肺炎の予防とケアには重要です．

　「栄養が大事だから食事を出せばよい」「とにかく食べさせればよい」と早合点して，これらの工夫を行わないでいると，患者さんを誤嚥・窒息のリスクにさらしてしまうことになります．この「3つの工夫」は，第4部内の第9章「食事介助技術」と合わせて，リスクマネジメントの工夫ともいえます．

　食支援はチーム医療で取り組むべきことの代表格です．食形態は管理栄養士や調理師，ポジショニングはリハビリテーション職，薬剤は薬剤師や医師らとのコラボレーションが想定されます．スタッフ一丸となって取り組む組織づくりや部署横断的な意思統一を目指すことも大切です．

食形態の工夫

> **Message**
> ▶ 一律に決められた調整食を提供するのではなく，個々の口腔機能と嚥下機能に合わせて食形態を調整しよう
> ▶ 水分の誤嚥リスクも高いため，状況に合わせて「水分とろみ付け」で形態調整しよう

　食物の形状・硬さ・物性を食形態といいます．対象となる方の摂食嚥下機能に合った食形態での食事を提供することは，誤嚥リスクを最小限にして誤嚥性肺炎発症の予防につながります．誤嚥性肺炎治療中の方にも，食形態の配慮は必要です．特に，発症から数日間は発熱や咳嗽に伴い体力が消耗していて，普段に比べ体調がすぐれない状態にありますので，その状態に見合った食形態に調整した食事を提供することが必要な場合もあります．

食形態選びの基本

　一律に決められた調整食を提供することはナンセンスです．個々の状況に応じて施設が提供できるいくつかの選択肢から選ぶようにします．
　着目すべきポイントは口腔機能です．咀嚼がうまくできるか，咀嚼するための奥歯(臼歯)に脱落はないか(噛み合わせはよいか)，舌や口唇の動きはよいかという点を診ていきます(図6-1)．また，高度の摂食嚥下障害がある場合は，口腔機能だけで判断するのではなく，飲み込む機能(嚥下機能)にも合わせる必要があります．
　咀嚼できるのは，噛み合わせる奥歯がしっかりとそろっていて，舌が十分に動き，口唇をしっかりと閉鎖できる機能が保たれている場合です．この条件を満たしているようであれば，形のある食形態を食べることができる可能性が高いです．ただし，噛む力が落ちていたり普段から漬物や肉の塊などを避けていた方には，軟菜食とよばれるような比較的やわらかく調理した食事を選びます．
　噛み合わせる奥歯がそろってはいないが舌の力はある程度保たれている場合には，噛まないと飲み込めないような硬さ・大きさのものを排除した食形態を選びます．舌で押しつぶすことができるものというのが簡単な基準です．
　舌や口唇の力が極端に落ちている場合は，噛まずに，また押しつぶさずに飲み込んでもよい食形態を選びます．一般的にはミキサー食やゼリー食とよばれていることが多いようです．

水分の形態調整

　水は流動性が高く，口腔内では低いところにすぐに広がり，咽頭に流れ込みやすいため，そ

のままでは誤嚥リスクが高いです．健常者は口腔機能がしっかりと保たれているため，口腔内で保持でき，咽頭に勝手に流れ込むのを阻止していますが，誤嚥性肺炎を起こしやすい高齢者ではこの能力は低下していることが予想されます．摂食嚥下障害と診断された方，または，食事中にむせが多い方，上体を背もたれにあずけて食べる姿勢の方（リクライニングが必要な方）には，水分の形態調整が欠かせません．「水分とろみ付け」で対応します．

とろみをどの程度つけるのかも重要なポイントです．リクライニングして食べる方や飲み込む前にむせることがある方は，水分が早期咽頭流入（喉に予定より早く水が流れ込んでいる）していますので，とろみを強くつけて，水分が咽頭に到達するスピードを遅くするとよいでしょう（図6-2）．

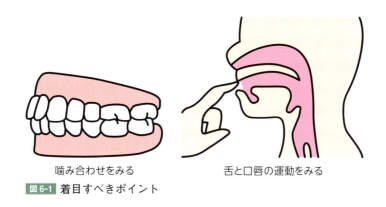

噛み合わせをみる　　　　舌と口唇の運動をみる

図6-1 着目すべきポイント

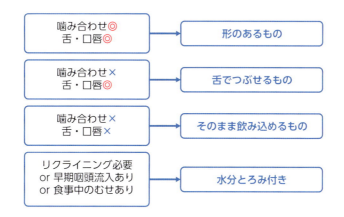

図6-2 食形態選びの基本
嚥下障害の程度や体調により個別に検討する必要がある．

調整食の一歩進んだ工夫

> **Message**
> ▶ 調整食は，見た目（食物と食器のコントラストをつけるなど）や食具（太柄のスプーンや縁が立ったお皿の使用など）を工夫して食べにくさを解消しよう
> ▶ 栄養量を確保するために，調理の際にサプリメントや栄養補助食品を使ってみよう

　食形態を調整して形がないものになると，食べにくさが出てきます．食べにくさには見た目の変化による食欲減退にかかわるもの，スプーン操作や食物をすくうときの食具の不便さにかかわるものがあります．また，形態を重視しすぎることによる栄養量不足にも配慮して調理しなければなりません．

調整食をおいしくいただくための工夫

　料理の見た目は，食欲や食物認知に影響があります．食形態を調整した食事は，工夫なしだと見た目が悪いものです．お皿の色や模様，食材の盛り付けで工夫することをお勧めします．
　例えば，白いお皿に白めの食物が入っていると見た目がよくないですね．コントラストの効いた組み合わせにしたり，お皿に模様や絵柄がついていると食欲を刺激することができるかもしれません．
　調整食をお皿に盛るときに，型に入れて成形したものを提供したり，あんかけソースなどで彩を添えたりするのもおいしくいただくためにできる工夫です（図6-3）．

食具の工夫

　調整食のなかでも，特に噛まずに飲み込めるタイプの食形態（ゼリー食やミキサー食）を食べる方のなかには，食事動作がうまくできない方も多く含まれます．この場合，スプーンの持ち方を工夫したり，持ちやすいスプーンや，スプーンですくいやすい食器の使用も検討します．
　手指の繊細な動作に不自由がある方は，スプーンを持ちやすいように柄が太くなったスプーンを使用するとよいでしょう．既存のスプーンの柄に取り付けるホルダーも市販されています．また，手首の屈曲や内転が不自由な方にはスプーンが内転している自助スプーンを使うのもよい工夫です．
　スプーンですくいやすいお皿は，縁が立っているお皿です．患者さんの食事場面をよく観察し，適した食具で食事を提供できる体制を目指しましょう（図6-4）．

栄養面の工夫

　食形態を調整した料理では，形を整えるためのゲル化剤やお粥などの使用により，食物のボリュームに比べて栄養価が十分でないことが問題になります．カロリーやタンパク質量を稼ごうとすると，どうしても食物の量自体が増え，すべて摂食することに苦労しますので，栄養量を確保するために調理に工夫することも検討します．

　味に影響しない程度に添加するタンパク質パウダーや，消化吸収・エネルギー効率に利がある中鎖脂肪酸油は使いやすいサプリメントです．市販されているゼリー状・とろみ状栄養補助食品を賢く使うのも1つの方法です．ボリュームを抑え栄養量を確保したものも多く流通しています．

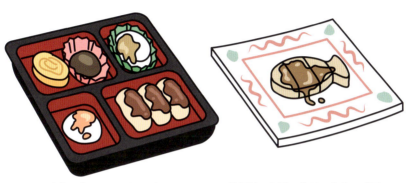

食物と食器のコントラスト　　　絵柄付き食器の使用や食物の成形

図 6-3 調整食の盛り付けの工夫

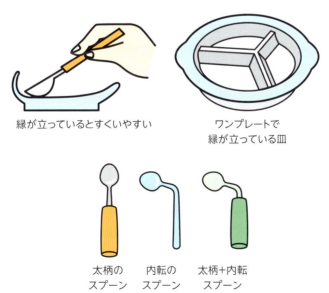

縁が立っているとすくいやすい　　　ワンプレートで縁が立っている皿

太柄のスプーン　　内転のスプーン　　太柄＋内転スプーン

図 6-4 食具の工夫

食形態の指標あれこれ

> **Message**
> ▶嚥下調整食の指標は複数あることを知り，自施設に合った指標を見つけよう

　誤嚥リスクが高い方への食形態を調整した食事(嚥下調整食)には，いくつかの団体による指標があります．本項では代表的な指標の特徴を解説します．指標の優劣は特にありませんので，食事を提供する施設に見合った指標を見つけてください．どの基準でも，飲み込みやすい物性から高い咀嚼能力が必要な物性まで区分しています．食べる能力に応じて食形態の調整が必要なことがわかります．

スマイルケア食

　農林水産省主導で提唱されている介護食の分類で，調整しない区分を含め7段階の食形態に分けられています．スマイルケア食は，飲み込み(嚥下)に問題がある場合と飲み込みに問題はないが咀嚼に問題がある場合を軸にして区分しているのが特徴です．JAS制度や特別用途表示許可制度など国の品質管理基準で認証されたものが市販品として多く流通しています(図6-5)．

ユニバーサルデザインフード

　日本介護食品協議会によって提唱されている食べやすさに配慮した食品の区分です．食品を噛む力と飲み込む力で4段階に分類しています．また，水分のとろみ付けにも4段階の基準を設けていることも特徴の1つです．

IDDSI (International Dysphagia Diet Standardization Initiative)

　世界的な嚥下調整食の分類基準です．食べ物と飲み物(水分)を8段階の1つのスケールで表示します．各国の食事情に対応できるシンプルな分類です．教育施設・研究施設では，自施設の嚥下調整食がIDDSI基準のどのレベルとマッチするのか検証してみてもよいでしょう(図6-6)．

嚥下調整食学会分類2013

　摂食嚥下にかかわる最大の国内学会(日本摂食嚥下リハビリテーション学会)がとりまとめ提唱している嚥下調整食基準は，調整が必要な食事を6段階，とろみ付き水を3段階に区分しています．摂食嚥下リハビリテーションを提供している施設では，日本の食事に適したこの学会分類に沿った嚥下調整食，とろみ水の提供が重要です．必ずチェックしましょう(図6-7)．

嚥下食ピラミッド

金谷節子氏によって2003年に提唱され，全国に普及した嚥下調整食基準です．開始食から普通食までを6段階に分類し，食物の均質性・付着性・凝集性などに着目しています．開始食から嚥下訓練食，嚥下食，介護食，普通食と命名され，摂食嚥下リハビリテーションの改善段階に応じて食形態を選びやすいように工夫されています．

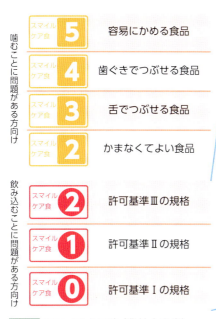

固さ，付着性（くっつきやすさ），凝集性（まとまりやすさ），均質さで3段階に区分する

規格 ※1	許可基準Ⅰ ※2	許可基準Ⅱ ※3	許可基準Ⅲ ※4
硬さ（一定速度で圧縮したときの抵抗）（N/m²）	2.5×10^3 〜1×10^4	1×10^3 〜1.5×10^4	3×10^3 〜2×10^4
付着性（J/m³）	4×10^2以下	1×10^3以下	1.5×10^3以下
凝集性	0.2〜0.6	0.2〜0.9	−

※1 常温及び喫食の目安となる温度のいずれの条件であっても規格基準の範囲内であること．
※2 均質なもの（例えば，ゼリー状の食品）．
※3 均質なもの（例えば，ゼリー状又はムース状等の食品）．ただし，許可基準Ⅰを満たすものを除く．
※4 不均質なものも含む（例えば，まとまりのよいおかゆ，やわらかいペースト状又はゼリー寄せ等の食品）．ただし，許可基準Ⅰ又は許可基準Ⅱを満たすものを除く．

図6-5 スマイルケア食（農林水産省）

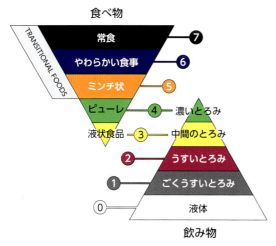

図6-6 IDDSI基準
〔The International Dysphagia Diet Standardisation Initiative 2016@ http://iddsi.org/framework/．日本語訳はhttp://iddsi.org/wp-content/uploads/2017/07/Japanese.pdf による（2017年8月1日アクセス）〕

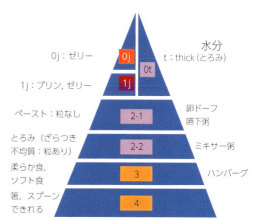

図6-7 嚥下調整食学会分類2013（摂食嚥下リハビリテーション学会）
〔https://www.jsdr.or.jp/doc/classification2013.html による（2017年8月1日アクセス）〕

とろみ剤・ゲル化剤の
あれこれ

Message
- 水分(飲み物)の形態調整には,とろみ剤やゲル化剤を工夫して使おう
- ゲル化剤には加熱不要なタイプもあるため,ベッドサイドなどで活用してみよう

　嚥下調整食を必要としている方の多くは,飲み物(水分)にも気を配らなくてはなりません.食べ物の食形態を調整しなくてよい方でも,飲み物には注意が必要な場合があります.本項では,水分にとろみを付けるために用いるとろみ剤(増粘剤)と食べ物にも使うゲル化剤について簡潔に解説します.

とろみ剤(増粘剤)

　とろみ剤は液状のものの粘度を上げたり,より硬くしたいときに用います.大きく3つの種類(キサンタンガム系,グァーガム系,デンプン系)に分類でき,それぞれ特徴をもっていますので,用途に合わせて使い分けるようにしましょう(図6-8).また,とろみの程度を説明したものを表にまとめましたので参考にしてください(表6-1).

　キサンタンガム系は,べたつきが少なく飲みやすいのが特徴です.比較的すぐに安定したとろみがつき,味の変化が少ないことから水分摂取目的の水やお茶に向いています.

　グァーガム系は,多種多様の飲み物に少量でとろみがしっかりとつくのが特徴です.汁物やピューレ,ミキサー食などの調理に用いられることが多いです.

　デンプン系は,すぐにとろみがつき安定しやすいのが特徴ですが,ほかのとろみ剤に比べ多くの量を添加する必要があります.ムース食など型抜き食品をつくるのに向いています.

ゲル化剤

　液体や食品をやわらかく固めるためにはゲル化剤と呼ばれる添加剤を加え,適切に調理します.ゲル化剤はゼラチンや増粘多糖類(寒天,ペクチン,カラギーナンなど)が主成分で,いくつかの成分を組み合わせたり,酵素を配合するといった工夫によってさまざまな特徴をもつ商品が市販されています.主に食形態調整のための調理時に加熱して用いられることが多いですが,ベッドサイドや生活の場で使えるものもあります.

　ベッドサイドや生活の場でぜひ活用したいゲル化剤は,加熱不要かつ短時間で水分をゼリーやムースのように変化させることができるものです.お茶ゼリーや水分補給ゼリーをケア提供者がつくることができます.飲料を吸って飲むことができない方の水分摂取は,ゼリー状にしたものが適しています.とろみ水に比べ,ゼリー状のものはスプーンですくいやすく,またこ

ぼれにくいため，水分摂取量の増加が期待できます．また，とろみ水が苦手な方に代替品としてゼリー・ムース状にした水分の摂取を促すこともできます．

加熱不要のゲル化剤は，ミキサーパウダー MJ®，ミキサーゲル®，あっ！というまゼリー® などが市販されています．

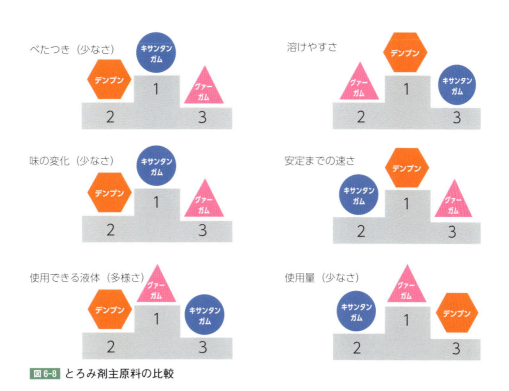

図6-8 とろみ剤主原料の比較

表6-1 とろみの程度

うすいとろみ	中間のとろみ	濃いとろみ
● ポタージュ状 ● スプーンからすっと流れ落ちる ● フォークではすくえない ● ストローで飲める	● ヨーグルト状やはちみつ状 ● スプーンからとろっと流れ落ちる ● フォークではすくえない ● 細めのストローでは飲みにくい	● マヨネーズ状やジャム状 ● 飲むというより食べるという表現が適したとろみ ● フォークで少しすくえる ● ストローでは吸えない

義歯調整と食形態

> **Message**
> - 初期段階で口腔内を観察（衛生状態，舌運動，歯の本数，歯並び，噛み合わせ）しよう
> - 歯の不調は歯科と連携して早目に対処しよう
> - やむをえず噛み合わせる歯が不ぞろいのまま，また義歯不適合のままで飲食する場合は，食形態の検討（ソフト食，ミキサー食，ゼリー食など）を行おう

　食べる機能に障害を抱えている方の多くに口腔の問題がみられます．口腔の問題には，噛む力や舌・口唇の力以外に，歯が欠損したまま食べる噛み合わせ不良や義歯不適合といった歯科治療によって改善できる可能性がある問題を含みます．速やかに歯科治療が行われることが理想ですが，やむをえず噛み合わせる歯がそろわないまま，または義歯不適合のまま食事することもあろうかと思います．そういったときには食形態の検討を必ず行いましょう．

噛み合わせる歯が不ぞろいの場合

　誤嚥性肺炎の患者さんや摂食嚥下障害の方のケアにあたる際，必ず初期段階で口腔内を観察します．衛生状態や舌運動の観察のほかに，歯（歯牙）の本数や並びを確認することが大事です．噛み合わせる奥歯（臼歯）が何対あるのか，実際噛み合わせることができるのかに注目するとよいでしょう．

　噛み合わせの対になる歯がそろっていないと，水などの口腔内で散らばりやすい形態のものは口腔内で保持しにくく，咽頭に流れ込みやすくなります．可能であれば飲料・汁物にはとろみをつけるようにしましょう〔とろみ付けについては，「とろみ剤・ゲル化剤のあれこれ」（76～77ページ）参照〕．

　さらに，対になる奥歯が全くない場合は，噛んで食べることや食物をすりつぶすこと，唾液と混ぜて飲み込みやすくすることが困難となりますので，窒息や誤嚥のリスクが高まります（図6-9）．この場合は，噛むことを要する食形態は避けなければなりません．ソフト食，ミキサー食，ゼリー食とよばれるような食形態が向いています．対になる奥歯が1～2対しかない場合でも，義歯作製が完了するまでは同様の対応をする必要があります．

　無歯顎（歯なし）や義歯なしの状態で普通形態の食事を食べている方もいます．長い期間そのような状態で食事をして，比較的誤嚥が少なく過ごしてこられたのはとても運がいいことです．栄養状態や筋肉量が今後低下してくると，その歯の状態と食形態の組み合わせはご本人にとって大きなデメリットになるでしょう．歯の不調は早めに対処することが求められます．

義歯不適合の場合

　十分噛む必要がある食形態のものを義歯不適合のまま飲食することは，明らかに窒息や誤嚥のリスクを高めます．病院では入院時に必ず，生活の場では定期的に口腔内の観察を行い，義歯不適合があれば（または疑わしければ），歯科へ相談しましょう．治療が進むまでの間，義歯不適合のまま飲食する場合は，一時的に咀嚼が不要な食形態（ソフト食，ミキサー食，ゼリー食など）への変更を検討します．

　歯の不良を見つけ，歯科につないだり食形態を再検討することはケア提供者に求められるスキルです．質の低いケアやケア不足が患者さんの誤嚥リスクを高めてしまいます．義歯調整や食形態について気を抜かずにケアを提供しましょう．

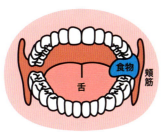

咀嚼するためには奥歯の噛み合わせが重要

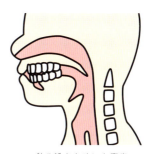

飲み込むためにも奥歯の噛み合わせが重要

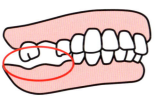

噛み合わせができる奥歯があるかチェック

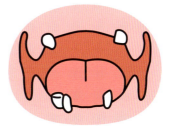

食形態調整が必ず必要な状況

図6-9 奥歯と噛み合わせ

ポジショニングの工夫

> **Message**
> - ポジショニング（座り方，リクライニング，頸部前屈位）をケアして，飲み込みに安全な姿勢をつくろう
> - ポジショニングケア・日中離床に取り組んで，筋萎縮や廃用症候群の予防，日内リズムの乱れを予防しよう

「摂食嚥下障害患者の方のポジショニングは重要だ」ということを聞いたことがあると思います．「ポジショニング＝姿勢調整」であり，食べるときに必要な3種類の姿勢調整（座り方，リクライニング，頸部前屈位）が含まれます．また，食事場面に限定せず，日中は同様にポジショニングへの配慮が必要です．

ポジショニングをケアする目的は，その方にとって食物や唾液を飲み込む最も安全な姿勢をとること，臥床に伴う筋萎縮や廃用症候群を最小限にすること，臥床に伴う日内リズムの乱れを予防することにあります．特に，自分で臥床している状態から起き上がることができない要介護高齢者へのポジショニングケアは，ケア提供者が計画しないと実施できません．責任感をもってケアにあたってください．

飲み込みに安全な姿勢づくり

誤嚥・窒息のリスクを最小限にするためには，バランスよく座ること，腹圧が上昇しないように座ること，呼吸筋をリラックスさせるように座ること，必要に応じて背もたれを使うこと，軽くあごを引き（頸部前屈位），嚥下しやすくすることのすべてに注意します（図7-1）．

前後左右のバランスが悪いと，飲み込みに使う筋肉の片側に緊張が増しますので摂食嚥下運動がスムーズに行いにくくなります．あごが上がった姿勢をとると「ゴクン」と飲み込む際の喉頭（喉ぼとけ）をもち上げる運動がしにくくなります．

食べるとき以外にも唾液や分泌物・貯留物を飲み込みますので，食事場面以外の日中も同様の姿勢を心がけてください．

筋萎縮や廃用症候群の予防

第4章の「日中の起床」（50～51ページ）でもふれましたが，臥床していると頭の重さを首や体幹は支えていません．私たちは皆，日中は起きていて頭の重みを支えています．ポジショニングをとることで，頸部筋だけでなく起立筋（脊柱周囲の多裂筋）も頭や体幹，腕の重さを支え，倒れないように微調整しながらはたらきます．「要介護だから……」「病気だから……」と日中に臥床させておくのが当然と思っていませんか？　漫然と臥床させてしまうことが誤嚥性肺炎

のリスクになっている，誤嚥性肺炎からの回復を悪くしている，食べる機能を悪化させていると思ってください（図7-2）．

日内リズムの乱れを予防

　　せん妄や不穏状態，便秘や食欲不振は，日内リズムの乱れとも関連しています．ポジショニングをとって日中起床することで日内リズムの調整を計画しましょう．ポジショニングケア・日中起床に取り組まず，せん妄や不穏状態に対して薬物に頼って鎮静を行っていませんか？鎮静薬は嚥下運動を緩慢にしたり，意識レベルが低下したり，唾液分泌量が減少したりする副作用を引き起こす可能性があります．適切なケアが行われていないことで，誤嚥性肺炎のリスクを高めている例です．

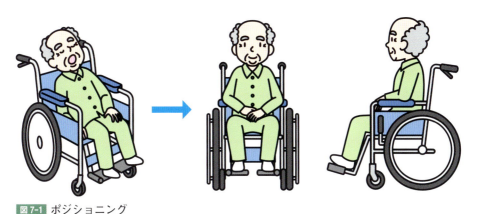

図7-1 ポジショニング
バランスよく座り，あごは軽く引くポジショニングをとる．

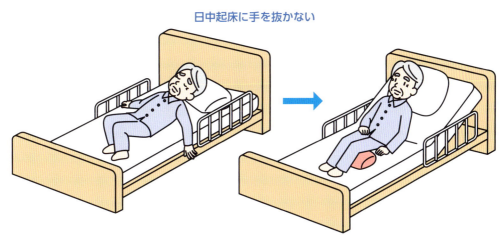

図7-2 ポジショニングケアと日中起床
漫然と臥床させることがさまざまなリスクを高めるため，ポジショニングケアと日中起床に努める．

要介護者の座り方

> **Message**
> ▶ 左右の坐骨と尾骨の3点で座り,骨盤が立った状態になるように姿勢調整しよう
> ▶ 着衣の乱れ・たわみが姿勢の崩れにつながるため,「背抜き」「尻抜き」「足抜き」を行おう

　座り方には,①ベッド上で座る場合,②椅子・車いすに座る場合,と大きく分けて2パターンが考えられますが,基本となる考え方には違いがありません.ベッド上で座る場合は,椅子・車いすに座る場合と比べて下肢の位置が高くなっています.必要以上に膝の下にクッションを詰め込んでしまうと股関節が屈曲し腹圧が上がることにつながりますので,ベッド上で座る場合には腹圧上昇に気をつけてください.

　なお,食事の際の姿勢は,第9章の「食べる姿勢」(102～103ページ)で記載しています.

骨盤が立っているか

　ベッド上で食事をとる方には自分で体位を変換できない方が多いです.そのため褥瘡発生のリスクも高いと思われます.骨盤が「ずっこけ」ていないか(仙骨で体重を一番支えていないか),圧の左右差がないか,をまずはチェックします.

　最も安定した座位は,坐骨(骨盤最下部の骨,左右にある)と尾骨の3点で座ることです.この3点で座ることができているときは,骨盤が立っている状態とよばれます.

　一方,長時間座っていると徐々に骨盤が寝てきます.いわゆる「ずっこけ座り」(「すべり座り」)です(図7-3).この姿勢では,体重の多くが仙骨にかかります.健常者でもずっこけ座りは不快ですので,座り直し動作をするわけです.

　座り直しができない要介護者では,そのまま仙骨に体重がかかったままの姿勢,つまり不安定な姿勢で過ごすことになります.不安定ですが自分で姿勢調整できませんので,四肢・体幹・頸部の筋肉に不必要な緊張がかかってしまいます.この姿勢のままだと,食事を食べるときや食事以外でも唾液などを飲み込もうとするときにうまく嚥下できない,つまり誤嚥しやすくなります.左右の坐骨と尾骨の3点で座り,骨盤が立った状態になるように姿勢調整をしましょう.

ずっこけにくくするために

　座位は時間が経つと崩れてきます.崩れを起こしにくくするためには,背部と仙骨部の背面への接着,下肢・足底の接着に注目します.

　背もたれへの接着面積が大きく均等に重量がかかっているほど,ずれは生じにくくなりま

す．単位面積当たりの重量が小さくなるためです．着衣に乱れ・たわみがあると身体はその部分へ接着，荷重が集中していることになりますので，ずれの力が大きくなってしまいます（図7-4）．接着面積当たりの重量が不均等なため，座位が崩れやすくなります．そこで，「背抜き」「尻抜き」「足抜き」という着衣の乱れを整える手法を行うことで，座位が崩れていく力を減少させることができるのです．これは，皮膚と皮下のずれ力を低下させるのにも役立ち，褥瘡ケアの1つでもあります．

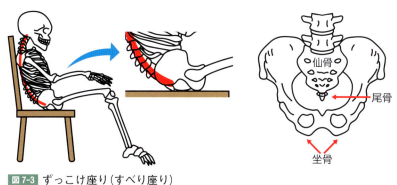

図7-3 ずっこけ座り（すべり座り）
ずっこけ座りは褥瘡発生のリスクとなる．

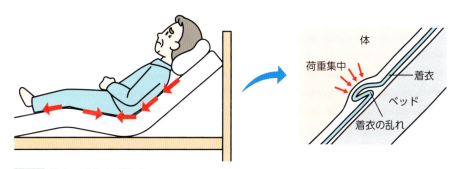

図7-4 着衣の乱れとずれ力
着衣の乱れが姿勢の崩れにつながるため，「背抜き」「尻抜き」「足抜き」で乱れを整える．

頸部前屈位

> **Message**
> ▶ ポジショニングの一環として，軽くあごを引いた頸部前屈位の姿勢をとろう
> ▶ 頸部前屈位には，①飲み込みやすくする，②誤嚥しにくくする，という2つの目的がある

「ポジショニングの工夫」(80〜81ページ)の項で前述したように，ポジショニングには首の姿勢を調整することも含まれています．軽くあごを引いた頸部前屈位とよばれる姿勢です．頸部前屈位には，①飲み込みやすくする，②誤嚥しにくくする，という2つの目的があります．逆に，首のポジションを適切にとっていなければ，飲み込みにくく誤嚥しやすいということです．

誤嚥性肺炎を予防するために頸部前屈位をとることはもちろんですが，誤嚥性肺炎の治療中にさらなる不要な誤嚥・窒息を引き起こさないためにも要介護者の首の姿勢には注意を払いましょう．

飲み込みやすくする

「ゴクン」と飲み込む運動は，舌・咽頭筋群・舌骨上下筋群など多くの筋が連動し出力される筋の協調運動です．そのなかに喉頭(喉ぼとけ)を挙上する運動が含まれます．喉頭は重みがあり，足側へも筋が張っていますので，ある程度の筋力がないと十分に挙上できません．喉頭挙上が不十分であれば，咽頭収縮力が低下し，食道入口部の開きも悪くなりますので，うまく飲み込めなくなってしまいます．健常者が体験するとしたら，天井を見上げて(あごを上げて)ゴクンと唾を飲み込んでみるとよいでしょう．喉頭を挙上するのにかなりの力が必要なことがわかります．要介護者で首の筋肉量・筋力が低下している方にとっては，少しでもあごが上がっていると嚥下できなくなることが想像できるはずです．

軽くあごを引き首の前屈位をとることで，首前面の皮膚と筋の張力が緩みます．少しの力があれば飲み込むことはできるようになります．

誤嚥しにくくする

頸部ポジショニングは，飲み込みやすくすること以外に誤嚥リスクを減少させることにも役立ちます．気管の入り口(喉頭)は，上に上がってきた喉頭と，舌骨が前に引かれて喉頭蓋という蓋が倒れこむ(反転する)ことで嚥下の瞬間にふさがれます(図7-5)．喉頭挙上が不十分だと，気管の入り口を閉鎖することも不十分になりますので，嚥下の瞬間に誤嚥しやすくなるわけです．

また，頸部前屈位により下咽頭のスペースが少し広がり，口腔から咽頭への通路に角度がつきやすくなります．つまり，飲み込み損ねた食物や分泌物が一時的に溜まるスペースが確保さ

れやすく，気道のほうに誤って入りにくくなるのです（図7-6）．分泌物が多く，喉にゴロゴロと溜まっているようなときには，頸部が伸展したままの体位を避けなければなりません．いつまでたってもゴロゴロとしたものは飲み込まれずにいて，気道に入っていく危険性が高くなってしまいます．

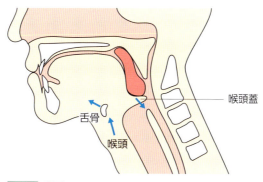

図7-5 嚥下
喉頭挙上と舌骨上前方移動の結果，喉頭蓋が反転し，喉頭から気管への食物侵入を防ぐ．

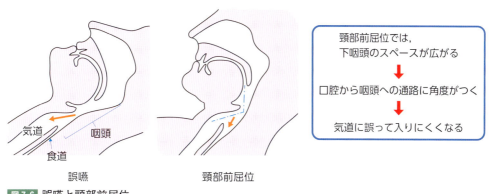

図7-6 誤嚥と頸部前屈位
頸部前屈位で誤嚥・窒息リスクを下げる．

頸部拘縮に対する
アプローチ

> **Message**
> - 日ごろから頸部ポジショニングのケアと体幹・上肢の柔軟性を高め，頸部拘縮を予防しよう
> - 頸部が拘縮気味で前屈位をとれない方の食事介助時は，スプーンを持っていない手を，後頸部ではなく頭頂部に置き，開口時の頸部後屈を防ごう

　神経難病終末期や重度の脳卒中後遺症など，中枢神経疾患を患う寝たきりの方の中には，首が固くなってなかなか頸部前屈位をとれない方もいらっしゃいます．頸椎を支持している組織や頸部筋群の柔軟性がなくなり，関節可動域が制限されている状態です．頸部前屈位が容易にとれないということは，誤嚥や窒息リスクが高いことに直結しますので，拘縮に対して何らかのケアが必要です．

頸部後屈位になりやすい

　頸椎の構造上，頸部は後屈(伸展)方向に曲がりやすくなっています．さらに，体幹や脊柱と頭部をつないでいる筋は背部に多く存在しています．自分で首を動かせないほどの寝たきりの方は徐々に筋が痩せて線維化し短縮していきますので，首は徐々に後屈し，ポジショニングケアなしでは後屈した姿勢で硬直します．

　自分で首を動かせない方に適切な頸部前屈位をとり続けることで，頸部拘縮は予防できます．もし，入所中や入院中に徐々に頸部が後屈していくようであれば，日ごろのポジショニングを早急に見直してください．まだ頸部前屈位をとれるのであれば，徹底した頸部ポジショニングケアを行いましょう．

首だけではなく体幹・上肢の柔軟性を高める

　頸部拘縮は，頸椎関節と支持組織(特に筋や腱)の柔軟性を回復させることによって，改善できます．固縮に近い状態であれば，改善までとても長い時間を要するかもしれません．頸部前後屈，頸部回旋，頸部側屈，頸部筋群(僧帽筋，胸鎖乳突筋，傍脊柱筋など大きな筋肉)のマッサージやストレッチが効果的です．また，組織の血行改善のために温冷療法(ホットパック，アイスパック)も補助的に行います(図7-7)．

　首だけでなく，体幹や上肢の柔軟性を高めることも頸部拘縮には効果があります．頸部筋群の起始部は体幹や上肢にありますし，首以外の筋の過緊張やバランスの不具合が頸部筋群の緊張につながることがあるからです．

　一般的に，頸部拘縮症状は極度のケア不足を象徴しています．後屈した首では，どんなにその後，嚥下リハや口腔ケア，栄養管理をしても誤嚥・窒息リスクは高いままです．日ごろの頸

部ポジショニング,体幹や上肢の柔軟には予防的な視点をもって取り組むべきです.

食事介助時の工夫

頸部前屈位がとりづらい拘縮気味の方の食事介助時には,ほかにない工夫が必要です.この症状の方は食物を捕食しようと口を開けると,頸部がさらに後屈しがちになります.枕でこの後屈助長を防止できないときは,ケア提供者の手を使います.

スプーンを持っていない手を,後頸部ではなく頭頂部に置き,開口時の頸部後屈を防ぎます(図7-8).開口時に頭部が後屈するのは顎関節を軸にして頭部が背側に回転するからです.後頸部を支えても頭部の回転は防げません.必ず頭頂部に手を置くようにしましょう.

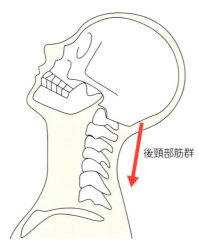

図7-7 頸部拘縮の予防と回復

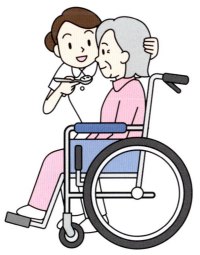

図7-8 頸部拘縮の方の食事介助時の工夫

薬剤の工夫

> **Message**
> ▶ 薬剤のなかには摂食嚥下機能に悪い影響を及ぼすものがある
> ▶ 高齢者はポリファーマシーになりがちなため，どのような薬を服用しているのかチェックしよう

　直接的に誤嚥性肺炎を予防できる薬は現在のところ開発されていません．また，誤嚥性肺炎を直接治療する薬は，感染症の治療に使われる抗菌薬だけです．そして，摂食嚥下障害を治療できる薬も存在しません．しかし，摂食嚥下障害や誤嚥性肺炎には，「薬剤の工夫(調整)」が1つのオプションとして有効な場合があります．

ポリファーマシー

　多剤併用による有害事象をポリファーマシーとよびます．高齢者は併存疾患や疾病罹患率が高いため，ポリファーマシーになりがちです．さらに，加齢に伴う生理機能の低下や薬剤分布の変化により，若年層の成人とは薬の半減期(血中の薬物濃度が半分にまで下がる時間)が長くなる傾向にあります．その結果，体に好ましくない影響が出やすくなるのです．自覚的または他覚的に症状や兆候として出現していなくても，影響が出ている場合があることを知っておかなければなりません．

　後述しますが，高齢者が罹患しやすい疾患や症状に対して処方されることが多い利尿薬や不眠症治療薬は，ポリファーマシーの原因でもあります(「悪影響を及ぼす可能性がある薬(2)その他」92～93ページ)．純粋に加齢に伴って起こっている食べる機能の低下なのか，ポリファーマシーによって生じている機能低下なのかを検査などで判定できませんし，ポリファーマシーによって誤嚥性肺炎を発症したのかどうかも臨床上は判断できません．しかし，ポリファーマシーが脆弱性や死亡，誤嚥性肺炎に関連するようなADL(日常生活動作)の低下，副作用の増加と関連していることが，数多くの老年医学研究で立証されています(図8-1)．

副作用(副反応)と摂食嚥下機能

　薬は対象となる疾病の原因や症状を改善するために開発されます．しかし，ほとんどの薬は目的以外の意図しない効果も示します．これを一般的に副作用とよびます．副作用と聞くと悪い印象がありますが，薬剤の副作用が摂食嚥下機能にとって逆によい作用としてはたらくこともあります．もちろん，摂食嚥下機能にとって悪い副作用としてはたらくときもあります．次項以降に詳細を記載しますので，まずは患者さんが定期内服薬としてどんな薬を服用しているのかをチェックしてください．

もし摂食嚥下機能に悪い副作用をもつ薬を内服しているのであれば，その薬を減薬・中止できないか担当医や薬剤師らと検討しましょう．ポリファーマシーからの脱却にもなります．また，現在服用している薬を，摂食嚥下機能によい副作用をもつ薬に変更することができないかを検討しましょう．

包括的評価に薬剤師を巻き込む

　薬の副作用や相互作用の専門家は薬剤師です．誤嚥性肺炎の患者さんだけでなく，入院中の高齢者または地域在住高齢者のポリファーマシーや副作用対策には，薬剤師を巻き込んだ情報・意見交換が有効です．

　高齢者を多面的かつ包括的に評価する，高齢者総合機能評価（Comprehensive Geriatric Assessment：CGA）という介入手法があります．CGAには，服用している薬剤が適切かどうか，薬剤師らの専門家の意見を取り入れることも一側面として含まれています．CGAを実施することで，死亡や身体障害の減少，在院日数短縮，介護施設入所の減少といった高齢者にとって好ましい予後が期待できると証明されました．ぜひ，誤嚥性肺炎の予防とケアのために薬剤師を巻き込みましょう．

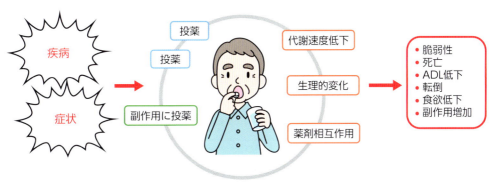

図8-1 ポリファーマシーの影響

悪影響を及ぼす可能性のある薬 (1)唾液編

Message

▶ 抗コリン作用をもつ薬剤や利尿薬は，唾液を減少させ口腔衛生を悪化させる可能性がある．減薬を検討し，難しい場合は機能的口腔ケアや口腔内保湿を行おう

　唾液はその方がもつ食べる機能を十分に発揮するために欠かすことができないものです．唾液の作用はすでに第3章の「唾液の役割を知る」(18～19ページ)で述べましたが，ここでも少しふれます．
　唾液の作用には，抗菌作用・粘膜保護作用(湿潤作用)・自浄作用といった感染防御にかかわる作用と潤滑作用といった運動機能にかかわる作用があります．つまり唾液が減少するような副作用のある薬剤は，このような唾液の作用を減弱させる可能性をもっていることになります．口腔内が乾燥しやすい方で，唾液が減少する可能性のある内服薬を連日服用している場合は，減薬できないかよく検討すべきです．

抗コリン作用

　唾液分泌は自律神経によってコントロールされています．抗コリン作用をもつ薬剤は，この外分泌能に抑制的にはたらきます．代表的なものは，過活動膀胱に処方されることがある薬剤，古い世代の抗アレルギー薬(抗ヒスタミン薬)，不眠症などに処方されることがあるベンゾジアゼピン系薬を代表とする向精神薬などで，高齢者が漫然と内服していることがあります．
　詳しく抗コリン作用を検討したい方は，抗コリンリスクスケール(Anticholinergic Risk Scale)を参照してください(表8-1)．抗コリン作用の強弱が確認できます．

利尿薬

　利尿薬は循環血液量を減少させ，唾液分泌量も少なくなることが知られています．利尿薬を服用している方は，唾液分泌量の低下を反映して，時に口渇を訴えます．高齢者では唾液分泌が低下したからといって必ずしも口渇を自覚しませんので，口渇だけで唾液量減少を判断するのには注意が必要です．唾液が減少している症状(舌背の乾燥，食渣が多いなど)を呈している方で，利尿薬を服用中の場合は，減量が可能かどうかを総合的に判断していく必要があります．減薬ができない場合は，唾液腺マッサージを含む機能的口腔ケア(26～31ページ)や頻回の保清を行い，口腔内保湿を心がけるようにしましょう(24～25ページ)．

表8-1 抗コリンリスクスケール

3点(最強リスク)	2点(強リスク)	1点(中リスク)
トリプタノール (アミトリプチリン塩酸塩)	シンメトレル® (アマンタジン塩酸塩)	コムタン® (エンタカポン)
アトロピン (アトロピン硫酸塩水和物)	ジプレキサ® (オランザピン)	ネオドパストンL® (合剤)
トフラニール® (イミプラミン塩酸塩)	タガメット® (シメチジン)	セロクエル® (クエチアピンフマル酸塩)
ポラキス® (オキシブチニン塩酸塩)	ジルテック® (セチリジン塩酸塩)	エフピー® (セレギリン塩酸塩)
ポララミン® ほか (クロルフェニラミン)	デトルシトール® (酒石酸トルテロジン)	デジレル® (トラゾドン塩酸塩)
コントミン® (クロルプロマジン)	ノリトレン® (ノルトリプチリン塩酸塩)	セレネース® (ハロペリドール)
ペリアクチン (シプロヘプタジン塩酸塩水和物)	リオレサール® (バクロフェン)	パキシル® (パロキセチン塩酸塩水和物)
コランチル®合剤 (ジサイクロミン塩酸塩・乾燥水酸化アルミニウムゲル・酸化マグネシウム)	ノバミン® (プロクロルペラジン)	ビ・シフロール® (プラミペキソール塩酸塩水和物)
レスタミンコーワ (ジフェンヒドラミン塩酸塩)	ロペミン® (ロペラミド塩酸塩)	レメロン® (ミルタザピン)
テルネリン® (チザニジン塩酸塩)	クラリチン® (ロラタジン)	ロバキシン® (メトカルバモール)
アタラックス® (ヒドロキシジン)	クロザリル® (クロザピン)	プリンペラン® (メトクロプラミド)
ロートエキス (ヒヨスチアミン,スコポラミン)		ザンタック® (ラニチジン塩酸塩)
フルメジン® (フルフェナジンマレイン酸塩)		リスパダール® (リスペリドン)
ピレチア® (プロメタジン塩酸塩)		
ピーゼットシー®		

〔Rudolph JL, Salow MJ, Angelini MC, et al:The Anticholinergic Risk Scale and Anticholinergic Adverse Effects in Older Persons. Archives of Internal Medicine 168(5):508-513, 2008.を抜粋〕

悪影響を及ぼす可能性のある薬 (2) その他

> Message
> ▶ 鎮静作用や摂食嚥下運動が緩慢になる副作用をもつ薬剤がある．不眠症治療薬，筋弛緩作用をもつ薬（抗てんかん薬・抗精神病薬），制酸薬などを内服している場合は注意しよう

　唾液を減少させ口腔衛生を悪くする可能性がある薬剤については，前項で述べました（90～91ページ）．それ以外で配慮が必要なものには，①不眠症治療薬，②筋弛緩作用をもつ薬，③制酸薬などがあります（図8-2，表8-2）．

　必ずしも減薬や休薬が必要というわけではありませんが，ポリファーマシー（多剤併用による有害事象）につながることもありますので，担当医や薬剤師と常に相談することが大切です．

不眠症治療薬

　不眠治療にはさまざまな種類・機序の薬剤が用いられます．すべての不眠症治療薬が問題になるというわけではありません．夜間臥床時に過度な鎮静をきたす可能性があるものには注意が必要です．代表的なものは，ベンゾジアゼピン系睡眠薬・抗不安薬です．このタイプの薬は後述する筋弛緩作用も出現することがありますし，前述した抗コリン作用（90～91ページ）が出現することもあります．

　過度な鎮静は，気管内に誤侵入した唾液や分泌物を喀出するための感覚を鈍らせます．全身麻酔中の方に気管挿管しても咳嗽反射が惹起されないのと同じです．さらに悪いことに，不眠症治療薬は夜間就寝するために服用するものですので，数時間以上臥床したままの状態が続くことになります．臥床は胃食道逆流や嚥下回数減少の原因になり，ただでさえ誤嚥リスクが高い姿勢です．不必要な投薬を漫然と続けていないか吟味する必要があります．

筋弛緩作用をもつ薬（抗てんかん薬や抗精神病薬）

　抗てんかん薬や抗精神病薬には筋弛緩作用を有するものが多く，摂食嚥下運動の緩慢につながります．症状の出現を抑制できる最小量を服用することが望ましいですが，時に過剰に服用していることもあります．動作緩慢，嚥下反射の惹起遅延を伴う患者さんでは，薬が過剰ではないか検討しましょう．

制酸薬（PPIやH₂RA）

　胃酸分泌抑制を目的とした薬剤であるプロトンポンプ阻害薬（proton pump inhibitor：PPI）や

ヒスタミン H_2 受容体拮抗薬(histamine H_2 receptor antagonist：H_2RA, H_2ブロッカー)は, いくつもの研究を集めて再検討した研究(メタ解析)で, 誤嚥性肺炎発症のリスクになる可能性が示されています.

通常, 口腔内の雑菌は唾液とともに嚥下され, 食道を通り胃に入ります. 胃内では胃酸によりほとんどの菌が死滅しますが, これらの制酸薬服用者では菌が生き残っていて, 逆流してきた胃液を誤嚥することで細菌性肺炎が引き起こされるという機序が推測されています. 胃・十二指腸潰瘍や逆流性食道炎の治療に PPI や H_2RA は非常に優れた効果を発揮するため, 近年多用されています. しかし, 治療終了後も漫然と内服を継続している例も少なくありません. 特に寝たきりの方は逆流しやすく嚥下運動が少ないため, 休薬やほかの薬剤への変更ができないかを考える必要があります.

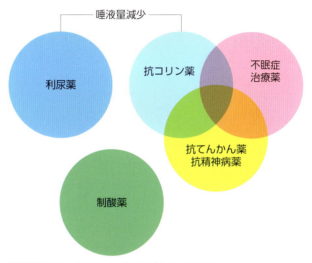

図8-2 休薬・減薬・変更を検討すべき薬剤

表8-2 誤嚥性肺炎の原因と考えられる副作用

利尿薬	● 唾液量減少(口腔内細菌増悪・嚥下潤滑性低下)
抗コリン薬	● 唾液量減少(口腔内細菌増悪・嚥下潤滑性低下)
不眠症治療薬	● 鎮静(咽頭・喉頭感度低下) ● 抗コリン作用
筋弛緩作用をもつ薬 (抗てんかん薬・抗精神病薬)	● 嚥下運動緩慢 ● 抗コリン作用 ● 鎮静作用
制酸薬	● 胃食道内細菌数増加

よい影響をもたらす可能性のある薬

> **Message**
> ▶ 摂食嚥下機能によい影響をもたらす薬剤もある．ACE 阻害薬やドパミン産生亢進薬は，嚥下反射惹起・喀出の感度にかかわるサブスタンス P の濃度を高める

　薬が開発される主目的は，対象となる疾病を治療したり，対象となる状態を改善することにあります．しかしほとんどの薬剤は主目的以外の作用を示し，それを副作用と総称すると先述しました．そして，前項(90〜93ページ)までに，摂食嚥下機能に悪影響を及ぼす可能性のある薬剤について述べました．

　薬剤の副作用には，悪いものだけではなく，よい影響をもたらす可能性がある薬もあります．
　この項では副作用が摂食嚥下機能にとってよい面をもつ薬剤を紹介します．

サブスタンス P の役割

　誤嚥性肺炎の予防や発症に関連する神経伝達物質(神経興奮に関連する物質)として，サブスタンス P というペプチド(アミノ酸が連結した物質)が注目されています．サブスタンス P は中枢神経・末梢神経の終末に存在していて，感覚神経の感度調整に役立っています(図 8-3)．摂食嚥下に関連することとしては，咽頭や喉頭・気道粘膜におけるサブスタンス P が重要です．咽頭のサブスタンス P は嚥下反射惹起，喉頭・気道のサブスタンス P は誤嚥したものの喀出(むせ)の感度とかかわりがあるからです．

ACE 阻害薬

　高血圧治療薬の一種に ACE 阻害薬(アンギオテンシン変換酵素阻害薬)というものがあります．これは血管収縮抑制効果が主目的の薬ですが，サブスタンス P を増加させるという副作用をもっています．ACE 阻害薬の副作用の 1 つとして，空咳が増えることが知られています．これは喉頭・気道でのサブスタンス P 濃度が高くなり，咳嗽反射感度が高くなった結果であると考えられます．人を対象としたいくつかの研究で，ACE 阻害薬を投与していると肺炎発症が予防できたというエビデンスが報告されていることから，誤嚥性肺炎の予防や治療に役立つ可能性が示唆されています．誤嚥性肺炎を繰り返している方で何らかの降圧剤をすでに服用中であれば，ACE 阻害薬へ変更するのは 1 つの選択肢かもしれません．

ドパミン産生亢進薬

ドパミン作動性神経の刺激でサブスタンスP濃度が高まりやすいことがわかっています．パーキンソン病の治療薬として用いられることがあるアマンタジン（シンメトレル®）は神経終末でドパミン放出を助長しますので，結果的に末梢（咽頭・喉頭・気管）でのサブスタンスP濃度が高くなると考えられています．また，葉酸欠乏はドパミン産生減少の原因になりますので，葉酸欠乏があれば補充を検討します．

その他の薬剤

誤嚥予防や摂食嚥下運動にとってよい影響がある薬剤は，前述のほかにいくつか報告されていますので表にまとめました（表8-3）．

重要なことは，薬剤変更や休薬だけで誤嚥性肺炎が必ずしも予防できるものではないという考えをもつことです．「ほかに何か工夫ができるとしたら薬剤調整だ」というくらいの理解でよいと思います．多くの疾病は薬の選択が治療の主体ですが，誤嚥性肺炎の予防と治療においては，薬の選択は1つのオプションにすぎないということです．

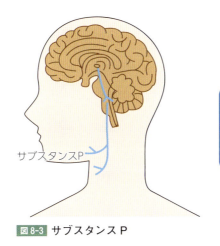

咽頭のサブスタンスPは嚥下反射惹起，喉頭・気道のサブスタンスPは誤嚥したものの喀出（むせ）の感度とかかわりがある．

図8-3 サブスタンスP

表8-3 誤嚥予防や摂食嚥下運動によい影響があるかもしれない薬剤

- ACE阻害薬
- アマンタジン（シンメトレル®）
- シロスタゾール（プレタール®）
- 半夏厚朴湯
- カプサイシン
- メンソール
- 黒コショウ

COLUMN

摂食嚥下機能評価

　飲み込む機能を評価することは，食支援を展開するうえで，ならびに，誤嚥性肺炎の予防や治療を行ううえでも，とても重要です．最も正確な機能評価法は放射線を用いて行う嚥下造影検査ですが，必ずしも嚥下造影検査を行わないといけないわけではありません．ベッドサイドで行う簡易評価法があります．

　「水飲みテスト」は，大がかりな準備なくできる簡易評価法として有名です．3 mLの水を飲んでもらい，嚥下運動が惹起されるか，むせがあるか，呼吸状態が変化するか，声の変化があるか，などを観察します．

　世界的に最も精度が高いといわれている水飲みテストは，V-VST (volume-viscosity swallow test) というテストです[1]．ネクター状→水→プリン状の3段階と，飲み込む量を3段階に調整して安全に飲み込めていないサインがあるか，効果的に飲み込めていないサインがあるかを評価します．V-VSTを行うのが専門職でなくても信頼性が高いことが証明されています．

1) Clavé P, Arreola V, Romea M et al：Accuracy of the volume-viscosity swallow test for clinical screening of oropharyngeal dysphagia and aspiration. Clinical Nutrition 27(6)：806-815, 2008.

不顕性誤嚥の評価法

　「摂食嚥下機能を評価すること」と「不顕性誤嚥（むせのない誤嚥）を評価すること」は，少し意味合いが異なります．不顕性誤嚥の評価は誤嚥性肺炎発症リスクに直結するものであり，摂食嚥下障害の評価はどうやって (how to eat)・何を食べるか (what to eat)，つまり食支援の進め方に直結するものであると考えられます．

　不顕性誤嚥の評価法は，現在のところ2つ有力な検査法があります．

　1つ目は，S-SPT[1]という検査法です (simple swallowing provocation test：簡易嚥下誘発試験)．S-SPTは，とても細いチューブを鼻から咽頭に挿入し，チューブから水をわずかに注入，嚥下運動が惹起されるかを見るものです．

　2つ目は，水飲みテストとクエン酸咳テストを組み合わせる方法です[2]．水飲みテストで異常を呈しかつ1%クエン酸生食水吸入で咳誘発が遅延している場合，不顕性誤嚥が高度であると判定します．

1) Teramoto S, Sudo E, Matsuse T et al. Impaired swallowing reflex in patients with obstructive sleep apnea syndrome. Chest 116(1)：17-21, 1999.
2) Wakasugi Y, Tohara H, Hattori F et al. Screening test for silent aspiration at the bedside. Dysphagia 23(4)：364-370, 2008.

第 **4** 部
食事介助法

> **第9章** 誤嚥リスクを最小限にする食事介助技術
> **第10章** 食支援促進ツール（KTバランスチャート）

　健常者である私たちは，「食べる達人」と考えられます．毎日何百回も食事中に嚥下していますが，窒息や誤嚥性肺炎を起こさずに生きています．健常者は自身の食事場面において誤嚥リスクを自然とコントロールしているのです．

　しかし，食事のケアを提供する立場になると，どのように食事介助するのがベストなのか言語化できておらず，苦労している方が多いことでしょう．迷ったときには，「食べる達人」である健常者の自分自身が普段どういった食べ方をしているか，立ち止まって考えてみてください．

　最後の第10章では，幅広い現場で使用可能な「食支援促進ツール：KTバランスチャート」を紹介しています．本書では，誤嚥性肺炎の予防と治療・ケアには多面的なアプローチが重要であることを一貫して述べてきました．KTバランスチャートは，多面的評価と包括的介入を実現するためのツールとして誤嚥性肺炎の予防や治療・ケアに重宝します．ぜひ活用してみてください．

食事介助技術

> Message
> ▶ケア提供者は高い食事介助技術を身につけよう
> ▶高い食事技術には，①食事中の誤嚥リスク最小化(安全性確保)，②摂食量増加(効率性向上)，③食事動作機能の維持・向上(セルフケア拡大)，という効果がある

　自分で食事ができないような障害をもつ方へは，ケア提供者が食べるための介助を提供する必要があります．高い食事介助技術がもたらす効果はいくつかあります．①食事中の誤嚥リスクを最小限にできる，②運動効率が高いため摂食量が増える，③セルフケアの拡大を意識することで，食事動作機能を維持・向上させる，という効果があげられます(図9-1，図9-2)．

誤嚥リスク最小化(安全性確保)

　食事場面の支援技術は，食物誤嚥とそれに伴う唾液誤嚥の管理という意味でとても重要な技術です．ほかのケアが十分にできていたとしても，大量に食物・唾液を誤嚥させてしまっては誤嚥性肺炎のリスクは高くなります．誤嚥性肺炎治療中に不適切な食事介助がされると肺炎がさらに悪化する，またはなかなか治らないといったことにつながります．

　食事介助の「ウデ」がよければ，誤嚥量が減り，誤嚥性肺炎を未然に防ぐことができるでしょう．また，誤嚥性肺炎治療中にも誤嚥量を最小限にすることで，摂食機能低下を防ぐリハビリテーション(摂食機能療法)が進みやすくなります．

摂食量増加(効率性向上)

　食事介助技術は誤嚥リスク軽減のほかに摂食量増加という効果が期待できます．効率のよい摂食嚥下運動と食事ペースを誘導したりコントロールしたりすることで，患者さんが無駄に疲労しなくなり，摂食量が増大します．摂食量の増大は水分・栄養管理に直結しますし，満腹感を得ることでQOLを高めます．

　水分・栄養管理が食事場面で完結，またはおおむね確保できれば，点滴や人工的栄養が不要になるかもしれません．誤嚥性肺炎治療中の方だと炎症反応の改善を待って即退院ができるわけですから，退院支援に必要なスキルともいえるでしょう．

食事動作機能の維持・向上(セルフケア拡大)

　後述しますが，食事介助技術のなかにはセルフケア拡大というコンセプトも含まれます(「セ

ルフケア支援」108〜109ページ）．自分でできる動作を妨げることなく援助することで，食べることに必要な ADL を維持できます．その動作を続けて，ほかのケアを含め包括的に支援することで ADL が向上していくこともあります．

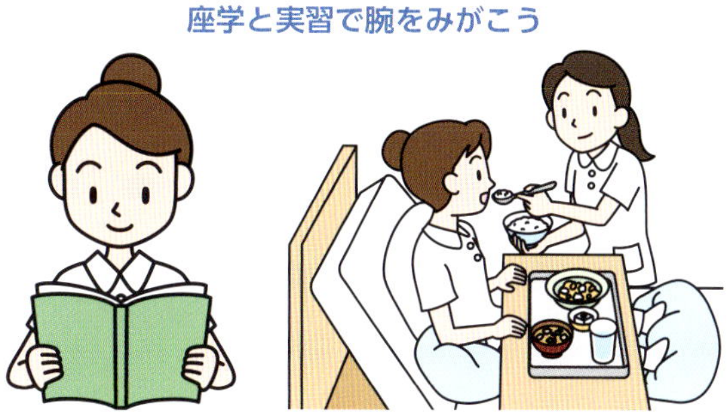

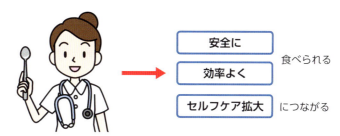

図 9-1 食事介助技術の学習

図 9-2 高い食事介助技術がもたらす効果

食べる環境づくり

Message
- 食べる環境を整備しよう
- 日ごろから食事の時間を意識できるようにかかわり，食堂では音や視覚的なノイズを取り除こう

　安全に効率よく食べるためには，その環境づくりも食支援の重要な要素です．特に，食事中の集中力に問題を抱える方や日内リズムが乱れている方にとっては，食べる環境が整備されていなければ問題が解決されるはずもありません．食べる環境づくりにあたっては，「食事時間の前のケア」と「食事をしている最中のケア」があります．

食事時間の前のケア

　健常者は通常，食事の時間を気にしながら活動しています．例えば，「あと1時間でお昼ご飯の時間だから，今やっている仕事はあと2件取り組んで終わりにしておこう」とか，「自宅で夕食を19時に食べる予定なので，18時までには帰宅しよう」といった具合にです．

　食支援が必要な方の多くは自分で活動管理をしていません．他者にコントロールされています．食支援を行うケア提供者は，患者さんに食事の時間を意識づけしながら，日常のケアを行うべきです．食事を配膳したときに，いきなりベッドから起こすなんてとんでもありません．「そろそろ食事だな」と患者さんが前もって想像し，また理解してもらうような環境づくりを心がけましょう（図9-3）．

食べる場所

　食事に集中するためには，現在食事中であることをしっかりと認識してもらうことが大切です．人によっては静かな空間を好むこともありますが，複数名が食事をする食堂のような場所にいると，「食べる時間である」という理解が促進されやすいです．食堂の一角に他人の目があまり気にならない環境をつくることもできますので，静かなところを好む方でも食堂へ誘導する価値はあります．

食事をしている最中のケア

　食事への集中という観点からは，食事中のノイズを極力排除する気遣いが必要です．スタッフの作業音や大音量のテレビなど，騒音には気をつけます．遠くのスタッフと大声での私語は当然慎むべきです．また，ノイズは音だけではありません．人の出入りや，立ったり座ったり

の大きな動きも視覚的なノイズです．不必要に近くを歩き回ったり，廊下を駆けたりしないようにしましょう．また，食事場面の観察は食べる機能評価に欠かせませんが，不必要なのぞき込みや声かけは食事への注意をそらしてしまいかねませんので，必要性を吟味して行いましょう．ときには，遠くから眺めて観察するという方法が有効な場合もあるでしょう（図9-4）．

食事を拒絶する方への対応

　ケア提供者を悩ませる症状の1つに食事拒否があります．認知機能が低下した方の場合は食べる環境がその方へマッチしていない可能性があります．さまざまな環境を試し，患者さんにとって最適な食環境を探りましょう．もともと住んでいた居住先に身を移すだけで食事拒否がなくなる方もいます．そのような方に出会うと，食環境づくりの重要性を痛感します．

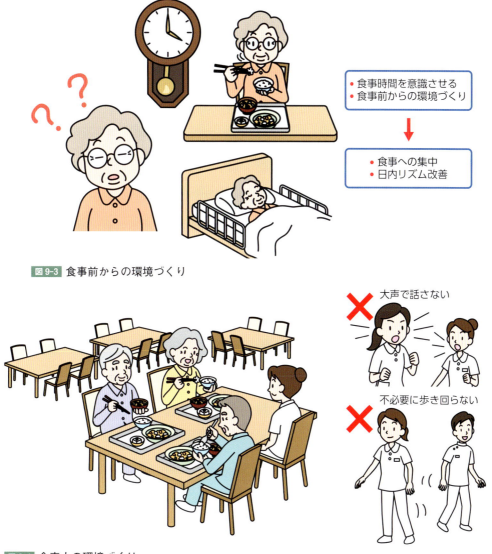

図9-3 食事前からの環境づくり

図9-4 食事中の環境づくり

食べる姿勢

> **Message**
> ▶食べる姿勢をきちんと調整しよう〔左右のバランスを整える，両足裏を接地させる，腹圧上昇を避ける，胸郭を広げる，首の角度（顎をひく）〕

　口から食べる場面で，適切な姿勢をとる必要があることは私たち自ら体験しています．横になって食物を食べたり，上を向いて水を飲んだりすると食べにくくむせやすいものです．第7章「3つの工夫　②ポジショニング」(80〜87ページ)でもふれましたが，本項でも，姿勢調整に介助を必要とする方が食事場面でどのような姿勢をとるのが最も理想的かを解説します（図 9-5，図 9-6）．

左右のバランス

　体の正中軸が左右どちらかに倒れていませんか？　座面に接している骨盤の角度を再調整（座り直し）して体幹の左右バランスを整えることで不必要な筋緊張を和らげることができます．麻痺がある場合は触覚も低下しているかもしれません．クッションなどを用いて体幹バランスをこまめに調整するべきです．

接地

　両足の裏は床に接地していますか？　足底からの触覚・圧覚は体幹バランスの微調整にとても重要です．車いすに座って食べる方で，床に足が届かない場合は，車いすに備え付けの足乗せパネルではなく，しっかりと安定した足台を用いることをお勧めします．ベッド上で摂食する場合でも足底の接地は同様に重要です．足底が接地していると疑似体験できるように，キック用クッションなどを用いて対応するとよいでしょう．

腹圧上昇を避ける

　ベッド上で摂食する場合に気をつけないといけません．膝が上がっていませんか？　腹圧が上がるような姿勢だと胃内容物が逆流しやすくなりますし，胃の拡張を妨げますので十分な量を摂食できないかもしれません．リクライニング機能付き車いすに座っている場合も要注意です．ティルト（座面ごと後傾する機能）の状態ではありませんか？

胸郭を広く，自由に

脇を完全に閉じて肘を肩幅の内側に入れた姿勢で健常者が摂食することは決してありません．この姿勢だと誤嚥リスクを最小限にできないからです．脇を軽く開き，肘を食卓の高さまで持ち上げると，私たちが普段食べている姿勢に近づきます．この姿勢は肩甲骨が外側に開き，胸郭の運動が自由になります．呼吸をしやすい，咳払いをしやすい，誤嚥したときに十分な強さのむせを起こすことができるといった姿勢です．

首の角度

首の上下の向きは，咽頭と気道の位置関係にかかわってきます．つまり，顎が上がった首の向きは，咽頭から気道(喉頭)にモノがスムーズに出入りしやすくなるため誤嚥しやすく，食べる姿勢には不向きです．軽く顎をひく姿勢をとるようにしましょう．健常者が普段どのような首の角度で食事をしているか，振り返ってみて確認するとよいでしょう．

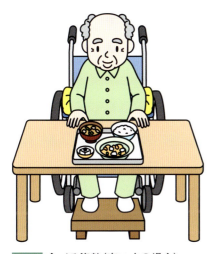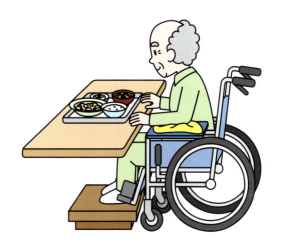

図9-5 食べる姿勢(車いすの場合)

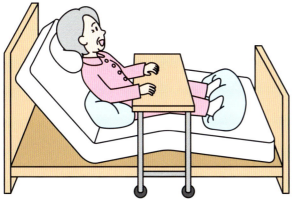

図9-6 食べる姿勢(ベッド上の場合)

- 左右のバランスを整える
- 首の角度(顎をひく)
- 両足裏を接地させる
- 胸郭を広げる
- 腹圧上昇を避ける
  (ベッド上で食べる場合は要注意)

103

食器配置と食物認知

> **Message**
> ▶食器配置＝食物認知を高くするための行為である
> ▶食器・トレーを対象者の正面下方に配置して，食物認知を確保しよう

　食事介助を要する方のなかには，自由に食器を並べたり移動させたりすることができない方が多いため，食事介助を提供する側が食器配置に気をつけなければなりません．また，この食器配置は食物認知を高くするための行為ととらえることができ，その結果，安全で効率的な摂食嚥下運動につながり，またその維持が可能になります．もちろん，食欲増進も期待できます．

健常者の食器配置を振り返ってみる

　私たちが食事をする際，食器は体の真正面でへその高さくらいのところに置いています．そして，食器とその中の調理された食べ物をよく見ていると思います（図9-7）．これにはいくつかの理由が推察できますが，主に視覚で食物をしっかり認知する行為であると考えられます．

　食べるために必要な食物認知確保の第一歩は，食器やトレーを体の正面下方に置くことから始まります．トレーごとベッドサイドのテーブルに置いて，スプーンだけ突然目の前に差し出したり，突然唇をつついたりすることがないようにしましょう．健常者がなぜそのような配置にして食事をするのか――あらためて考えてみてください．

料理を見せる効果

　前述のとおり，食器と料理を正面から見ながら食事をすることは食物認知にかかわってきます．食物認知には，①現在食事時間であるということを認知する（図9-8），②何を食べるか考えるために食物を見分ける，③どのようにして食べるか見分ける，④捕食する行為につなげる，⑤口の中で味覚を通じて味がわかる，⑥口の中で触覚・温覚・痛覚を通じて食物がどのような状況にあるか判断する，という多岐にわたる段階があります．

　食器を正しく配置することで，①〜③の食物認知にアプローチすることが可能です．食事中にペースが乱れる方，口をなかなか開けない方，食事がなかなか進まない方はもちろんですが，食事介助が必要なすべての方が食器・トレーを正面下方に見ることができる配置で食事環境がつくられるべきです．

　特に，認知機能に問題を抱えている方へは，食物認知をしっかり保つことができるようにすること，また，食物認知が途切れないようにすることが食事介助において重要です（「重度認知症患者の食事介助」112〜115ページ）．

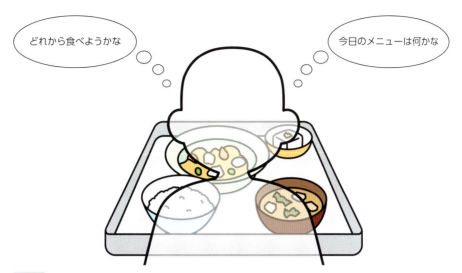

図9-7 食事を見る必要性
食器・トレーを患者さんの正面下方に配置することで，食物認知を確保することができる．

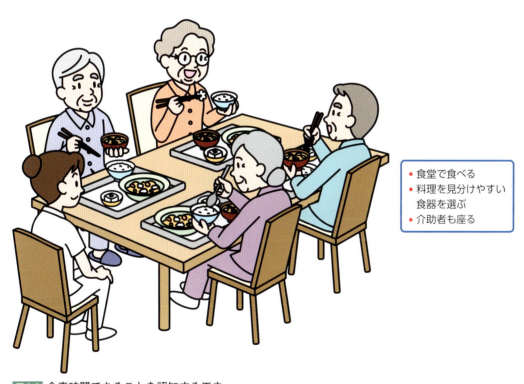

- 食堂で食べる
- 料理を見分けやすい食器を選ぶ
- 介助者も座る

図9-8 食事時間であることを認知する工夫
注意散漫で食事が中断しやすい方には，カーテンや壁で外からの情報を遮ることが有効な場合もある．

食具操作

> **Message**
> ▶食具操作は，誤嚥リスクを軽減する重要な要素である
> ▶健常者がどのように食具を操作しているかを振り返りながら，ケア提供者は食具を操作しよう（食器に触れるように促したり，口へのスプーンの入れ方に注意する）

　食事をするための食具（スプーン，食器など）の取り扱い動作は，食事中の食物誤嚥リスクを軽減する重要な要素ですので，食事介助をするケア提供者には食具操作についての一定の知識と技術が求められます．食具操作は，食物誤嚥リスクを減らすだけでなく，食物認知（104～105ページ）にも大きくかかわります．誤嚥のリスク管理をしながら十分な栄養摂取に導くために，食具操作を軽視してはなりません．

誤嚥リスク管理

　食物の誤嚥リスクをコントロールする食具操作は，姿勢や食器配置と同様に，やはり「健常者をまねること」が基本になります．スプーンを使う場合，健常者はどのように食事をするでしょうか．もっぱら非利き腕を食器に添え，または把持して，スプーンを口の正面から真っすぐスプーンの先端から口に入れることでしょう．決してスプーンホールの横や斜めから口の中に突っ込むことはしません．注意しなければいけないのは患者さんの左側から食事のケアをするときです．この場合，スプーンを左手で持ってケアを提供しましょう．右手でスプーンを持つと横や斜めから口の中に入れてしまうことになりがちです．

　通常スプーンはどのような軌跡で口の中に入ってくるかというと，正面下方にある食器から口の方向に上がってきます．口や鼻の高さにいったんかかげることはしません．あごを上げてスプーンを受けることもしません．また，スプーンホールは口の中でどの部分に接触するでしょう．舌です．しかも舌の比較的中央で，舌がスプーンホールの裏面をとらえます．スプーンを引き抜くときは主に上口唇でスプーンホール内面を拭うようにしています．場合によっては，下口唇も同時にスプーンホールの裏面を拭う感覚も同時にあるかもしれません．食事介助を行うケア提供者はこのような動作になるように食具を操るべきなのです（図9-9，図9-10）．

食器に手を添える

　物を少しでもつかめるのであれば，食器に触れるように促しましょう．利き手でスプーンを保持できるならば，保持した手を介助しましょう．こうすることで食事中であることを認知しやすくなり，スプーンが入るタイミングもわかりやすくなります．

スプーンを下方から上げていく

　食べるときの視線は下に向いているものです．不用意に視線を上げてしまわないようにスプーンは下方から口に向かって上げていきます．高く上げ過ぎると視線やあごが上がってしまいます．

スプーンを正面から挿入する

　通常は，スプーンを持った手関節を口に入る前に内転（尺屈）させて，スプーン先が正面から真っすぐ口の中に入ってきます．食事介助をするときにもスプーンが口の中に入る向きには注意を払いましょう．

スプーンを舌背中央に置く

　舌尖部や前歯の後方に食物を落とすような食事介助は正しくありません．口腔内に挿入したスプーンの背面を舌背中央にしっかりと接触させるようにし，食べ物が入ってきたことを舌の触覚で覚知させましょう．

口唇でスプーンを拭う

　上口唇に沿わせるように上前方にスプーンを引き抜くことが重要です．これにより口唇でスプーンの動きを覚知でき，口唇閉鎖動作のきっかけができます．口唇閉鎖は咀嚼と安全な嚥下運動に欠かせないステップです．

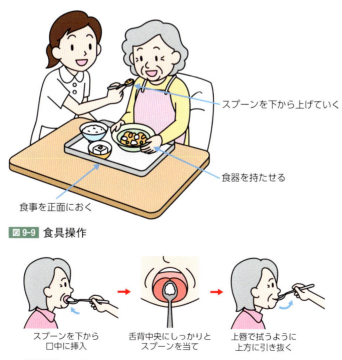

図 9-9 食具操作

図 9-10 スプーン操作

第9章 誤嚥リスクを最小限にする食事介助技術

セルフケア支援

> **Message**
> ▶食事介助時はセルフケア支援という視点ももって，対象者ができることの維持ならびに向上を目指そう

　食事介助の一番の目的は摂食量を確保することですが，摂食量を確保することだけを唯一の目的としてはいけません．患者さん自身ができることを維持し，場合によってはその能力を向上させることも考えた食事介助が求められます．
　高齢者の場合，運動・動作機会が奪われると身体機能はすぐに落ちてしまいます．全面的に食事介助をしてしまうと，これまでやっていたことやできる動作を行う機会が失われてしまいます．そうではなく，これまでやっていたことは続けられるように支援しながら食事介助をすることが大事です．

スプーン・食器を持つ

　完璧に食具を自分で持てない状態であっても，少なからず持つ能力があるならば，スプーンや食器を持ってもらいましょう．身体機能を維持できるだけでなく，スプーンや食器を持つことは食事中であるという環境認知(メタ認知)や，どのような食物を食べようとしているかといった食物認知，どのタイミングで捕食するのかといった現状把握にも有用です．つまり，食欲や安全な摂食嚥下運動にも関連してきます．
　十分な握力や手指動作の巧緻性が無い場合には，患者さんが食具を持つ手を介助します．スプーンの柄をケア提供者が直接把持して介助すると，患者さんの手からスプーンが離れてしまいやすくなります．手背側から患者さんの手全体をケア提供者の手で包み込んで介助していくと食具が離れることなく，有効なセルフケア支援が可能です(図9-11)．お皿，コップを持つ手も同様に介助します．

食事中の姿勢

　セルフケア支援の観点から考えると，食事中の姿勢にも注目するべきです．自分で座位をとれる(＝椅子に座れる)方は，椅子で食事をするようにしましょう．背もたれのリクライニングが必要かどうかはその方の咽頭機能次第ですので，リクライニング車いすを「一律に使用する」ことは避けたほうがよいです．
　また，車いすに座ることができるのにもかかわらず，ベッド上で食事をするのにもデメリットがあります．ベッド上では下肢が臀部と同じ高さになってしまいますし，場合によっては膝が臍より高く上がる方もいるかもしれませんので，腹圧が上がりやすくなります．さらに，

ベッド上だと足底を地面につけないので，座り直しが難しい，体幹バランスがとりにくいといったこともデメリットとなります．

口腔ケア

食前や食後に行う口腔ケア時もセルフケア支援を意識してください．手に持ってもらった歯ブラシやスポンジブラシを患者さん自身，または介助を添えて口腔清掃に役立てます（図9-12）．なかには，十分な清掃ができない場合もあるかもしれません．セルフケア支援をしたのちに，ケア提供者が仕上げとして全面的な口腔ケアを行うとよいでしょう．

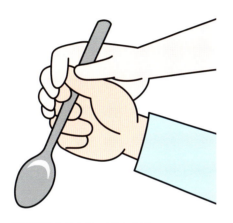

手背側から患者さんの手全体をケア提供者の手で包み込む

図9-11 食具を持つ手の介助

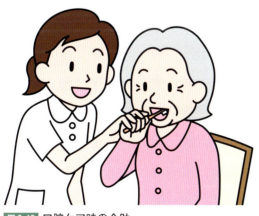

歯ブラシやスポンジブラシを患者さんに手に持ってもらい，外側から介助する

図9-12 口腔ケア時の介助

第9章 誤嚥リスクを最小限にする食事介助技術

代償法

Message
▶食形態の工夫，リクライニング，頸部回旋といった代償法を用いることがある．デメリットもあるため，十分な評価と観察をしながら進めよう

　摂食嚥下障害の程度や症状によって，代償法といわれる手法を要することがあります．代償法には食形態の調整を含みますが，食形態の工夫については第6章「3つの工夫　①食形態」(70〜79ページ)で解説しましたので，本項では食形態の工夫以外の代償法について説明します．

リクライニング

　背もたれを使い体幹を背側に傾けることで，食塊や水分が咽頭の背側(後側)寄りを通過しやすくする手法です．体幹後傾位とよぶこともあります．気道は体幹の腹側(前側)に位置していますので，飲み込むものを背側(後側)に移動させることができれば誤嚥するリスクを軽減できるという効果を期待して実施します．

　咽頭残留が多いような摂食嚥下障害でリクライニングを用いると，残留した食塊や水分が嚥下後に喉頭に侵入しにくくなります．咽頭反射惹起が高度に遅延しているような場合，嚥下前に誤嚥することを軽減することも期待できます．

　リクライニング角度は30度，45度，60度などに設定することが多いですが，なんでもかんでもリクライニングすればよいというわけではありません．リクライニングした姿勢で食事を食べるのは健常者でも大変苦労するものです．

　筋肉量や筋力が低下した摂食嚥下障害者では，リクライニングすることで頸部や体幹の筋緊張亢進，舌根沈下，頸部過伸展となる場合があります．十分な評価と観察が必要です．また，患者さんの上肢動作能力を奪ってしまうことにもつながる場合や，視野に食器が入りにくくなり食物認知を妨げることがありますので，設定したゴールと咽頭残留の程度などを勘案して，リクライニングが必要か常に検討するべきでしょう(図9-13)．

頸部回旋

　リクライニングは食塊や水分をできるだけ咽頭の背側寄りを通過させることを目的とした手法でしたが，頸部回旋は，左右どちらかの咽頭を通過させることを目的とした手技です．頭部を左向きに回旋すると左側の中・下咽頭腔は虚脱し，嚥下すると食塊や水分は右側の咽頭を通過します．頭部を右向きに回旋すると左側の咽頭を通過します．

　頸部回旋は「片側の」咽頭収縮機能低下，または「片側の」上部食道括約筋開大不全がみら

れるときに，健常側を有効活用する手法です．嚥下造影検査の正面視で左右どちらかを優位に食塊が通過し非優位側に残留が多い所見，嚥下内視鏡検査で片側性に喉頭侵入を伴う咽頭残留が認められる所見がある場合は，頸部回旋を検討します．

ただし，機能がある程度保たれているにもかかわらず，頸部回旋で一側嚥下を続けることは，患者さんにとって機能的デメリットになる可能性があります（図9-14）．

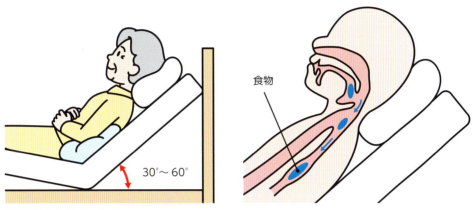

リクライニングすることで食物は重力にしたがって咽頭の背側をとおりやすい

図9-13 リクライニング
咀嚼，嚥下，食物認知にデメリットとなる場合もあるので，益と害を勘案する．

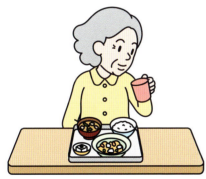

図9-14 頸部回旋
患側に頸部を回旋する（この場合は，左側が患側）．頸部回旋時には片側の咽頭だけを食物が通過する．

頸部回旋を検討すべき場合
・片側の咽頭収縮機能低下
・片側の上部食道括約筋開大不全
・嚥下造影検査の正面視で，左右どちらかを優位に食塊が通過し，非優位側に残留が多い
・嚥下内視鏡検査で，片側性に喉頭侵入を伴う咽頭残留がみとめられる

重度認知症患者の食事介助

> Message
> ▶ 五感（視覚，触覚，嗅覚，聴覚，味覚）をフル活用しながらの食事介助を行おう

　摂食嚥下運動は，求心性神経伝達を受けて出力される遠心性神経伝達の結果としてあらわれる筋肉の運動です．わかりやすくいうと，感覚入力が食べるための運動をコントロールしているわけです．重度認知症の方は，この感覚入力を総括する中枢神経機能に大きな問題を抱えています．健常者は，食物を食べるときに五感をフル活用しています（図9-15）．前項「食器配置と食物認知」（104〜105ページ）にも記載しましたように，食物認知には，①現在食事時間であるということを認知する，②何を食べるか考えるために食物を見分ける，③どのようにして食べるか見分ける，④捕食する行為につなげる，⑤口の中で味覚を通じて味がわかる，⑥口の中で触覚・温覚・痛覚を通じて食物がどのような状況にあるか判断する，という多岐にわたる段階があります．これらすべてに配慮した食事介助が重度認知症の方へは必要です．

五感をフル活用する　①視覚情報

　視覚は食べる場面で最も大切な感覚です（図9-16）．重度認知症の方は覚醒していても常時閉眼したままで過ごしているかもしれません．食事中であること，何を食べようとしているのか，スプーンがどのように口に向かってきているのかなどを目で見て認知することは安全に食べるための第一歩です．自分で開眼しない場合は，もしかしたら開眼しようとしているけれども失行症状でできていないのかもしれません．ケア提供者の手でやさしく開眼を補助することが効果的な場合があります．

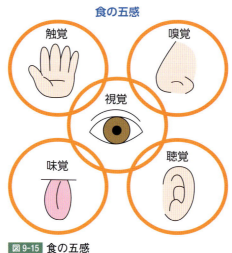

図9-15 食の五感

過度のリクライニング位は視覚情報の遮断につながることがあります．現状を把握できない状況で突然スプーンが口唇に当たったり，口腔内に入ってきたとしたら，健常者でも食事のリズムを崩してしまいます．「どんな食べ物が口の中に入れられようとしているのかわからない」という感情から開口・捕食を拒否しているのかもしれません．リクライニングが必要な方への視覚情報入力には，見せる意識を高くもち介助を行うべきでしょう．

五感をフル活用する　②手指の知覚

　視覚についで食事場面の把握をしやすい感覚は，手指の感覚です．食べようとしている料理の入った食器を持つ，または食器に手を添える，スプーンを持つなどして手指の知覚を活用しましょう（114ページ，図9-17）．食器を持つ知覚は，どのようなお椀に入った料理なのか，冷たいのか温かいのか，たくさん残っているのか少ないのかという感覚を脳に伝えます．スプーンを持つ手からの知覚は，食べ物をどのようにすくったのか，今スプーンは口の近くに向かってきているのかという情報の元になります．そもそも，現在食事中であるということを認知してもらうには，視覚情報の活用と同様にとても強力で重要な感覚です．手指を動かす機能が少しでもあるならば，この知覚を活用することで誤嚥リスクを減らしたり，食事拒否や注意散漫症状を軽減したりできると考えられます．

五感をフル活用する　③においと聴覚入力

　嗅覚や聴覚も食事中の状況把握や食べる意欲にかかわる要素です．認知症の方のなかには嗅覚や聴覚の機能も衰えてきている方が多くいます．しかし，においや音を全く検知できなくなっているのではなく，感度に支障をきたしているという場合がほとんどです．感度に問題があるならば，それなりの対策を講じればよいのです．

　対象の食物を鼻に近づけることで，においを感じやすくなります．スプーンを近づけるだけでは，においを十分に感じることはできないかもしれません．できれば食器ごと鼻に近づけてにおいを感じてもらうのがよいでしょう．

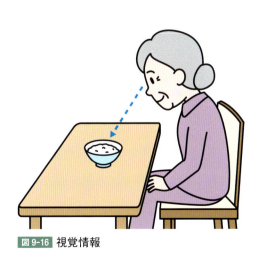

図 9-16　視覚情報

どのような料理や味のものを口に運ぼうとしているのかを言葉で伝える(例:「今が旬の秋鮭ですよ」「きのこのいい香りがしますね」)ことで,聴覚を通じて食物認知を高めることができます.聴力が低下しているのであれば,はっきりと聞きとれるスピードに落として耳元で伝えます.

五感をフル活用する ④舌と口唇の知覚

　食物を認知するのは,食物を目で見て口の中に入る前だけではありません.口の中に入った食物の状況を舌や口腔粘膜,口唇の知覚で感じています.認知機能が高度に低下した方のなかには,食物が口の中に入ったことをすぐに察知できない場合があります.スプーンの背面を舌の中央(舌背)に少し押しつけるくらいの感覚刺激が必要かもしれません.口腔底(下顎前歯と舌先端のスペース)に食物を落とし込むような食事介助では,口腔内の食物認知を高めることはできないので,舌背に届くようなスプーン操作に気を配るべきです(107ページ,図9-10).

　口唇の知覚も口腔内の食物認知に重要です.健常者は必ず口唇でスプーンを挟み,食物をぬぐいとっています.もしスムーズに口唇閉鎖ができないようであれば,ケア提供者の指を患者さんの唇に添えてスプーンの表面をぬぐえるように口唇閉鎖を援助しましょう.

五感をフル活用する ⑤味覚

　食べ物の味覚は明らかに食物認知の助けになります.味覚を認知することが困難になってきている場合,味の濃いもの,甘みの強いもの,食べなれた味(日本食の出汁や味噌の味),人によっては柑橘系の味など食物認知をしやすいものを提供する工夫が必要です.個人によって食物認知しやすい味が異なっていることがありますので,手を変え品を変えアプローチしてみてください.

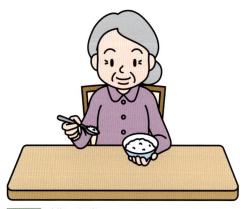

図 9-17 手指の知覚

五感をフル活用する　⑥次の一口

　健常者は食事中に次の一口を準備しながら食べています．食事介助が必要な方にも次の一口を準備している様子を見せながら食事介助するのが理想的です．食べるリズム（ペース）が遮断されることなく食事が進むことで，嚥下躊躇・嚥下失行とよばれるような口の中に食物をため込む症状の軽減につながる可能性があります．次の一口を見たり感じたりすることで，舌の送り込み運動や口を開けるきっかけになります（図9-18）．

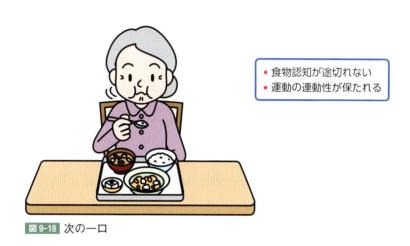

- 食物認知が途切れない
- 運動の連動性が保たれる

図9-18　次の一口

食支援促進ツール（KTバランスチャート）

　本書では，誤嚥性肺炎の予防とケアに欠かせない7つの多面的アプローチについて，3つの柱（口腔ケア・リハビリテーション・栄養管理）と3つの工夫（食形態・ポジショニング・薬剤），食事介助技術というカテゴリーに分けて解説してきました．多くの（多面的）視点をもち，抜かりない（包括的）ケアを実際の現場で実践することは，並々ならぬ苦労があると思います．しかしながら，患者さんが口から食べるという喜びを感じ，QOLを維持できること，またそれを支援できることはケア提供者の喜びでもあります．どのようにして現場で多面的かつ包括的支援を展開すればよいのでしょうか．最後に，食支援促進ツールを紹介します．

　KT（口から食べる）バランスチャート（Kuchikara Taberu Balance Chart；以下，KTBC）は，食支援に必要な情報共有，介入計画，介入効果判定に非常に使いやすいツールです．13項目（各項目1〜5の5段階判定）の包括的要素で構成され，点数をレーダーチャート上に描画します．KTBCはすでに信頼性（再現性）と妥当性（見たいものを見ていること）が検証され，非常に有用なツールであることが論文で報告されています[1]．

　KTBCは専門家だけが使う難しいツールではありません．先の検証論文では，介護施設スタッフがKTBCを容易に使用できることを証明しました．しかも，対象となる方に侵襲（体に害）が全くありませんので，ほぼすべての環境でどなたでも用いることができるツールです．次ページからは13の各項目について少し説明します．より詳しい観察ポイントや支援スキルについては，『口から食べる幸せをサポートする包括的スキル　KTバランスチャートの活用と支援　第2版』（医学書院，2017）を参照してください．

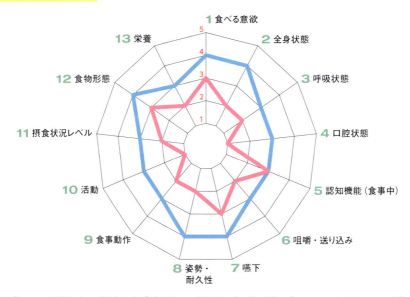

1) Maeda K, Shamoto H, Wakabayashi H et al：Reliability and Validity of a Simplified Comprehensive Assessment Tool for Feeding Support：Kuchi-Kara Taberu Index. Journal of the American Geriatrics Society 64(12)：e248-e252, 2016.

1 食べる意欲

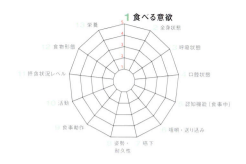

評価	内容
1	促しや援助しても食べようとしない
2	促しや援助で少し食べる
3	促しや援助で半量食べる
4	促しや援助でほとんど食べる
5	介助の有無に関わらず食べようとする,食べたいと意思表示する

〔小山珠美(編):口から食べる幸せをサポートする包括的スキル KTバランスチャートの活用と支援 第2版.p.20,医学書院,2017.〕

概要と解釈

　食べる意欲は,脳,体調,意識状態,精神症状に左右されます.本項目ではその全体像をとらえます.食べる意思表示をする状況が最もよい点数です.促しや援助によってどれくらいの量を摂食するか,最近の3食または数日間の平均的な摂食量を確認してください.

支援方法

　体調や認知機能など多様な要因の影響を受け表出されるのが食べる意欲です.ここで評価した点数は,ほかの項目〔例:②全身状態,③呼吸状態,⑩活動,⑫食物形態〕へのアプローチによって改善する可能性があります.食べる意欲が低いということで食支援をあきらめずに,KTBCで評価するほかの項目に目を向けることも食べる意欲のケアにつながります.

2 | 全身状態

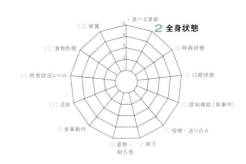

評価	内容
1	(全般)発熱があり,意識レベルは不良
2	(急性期) 何らかの急性疾患による発熱はあるが 37.5℃以下に解熱するときがある.もしくは意識レベルが概ね良好 (回復期・生活期) 発熱があり,たびたび治療が必要となる
3	(急性期) 3日以上 37.5℃以下で意識状態が概ね良好 (回復期・生活期) 1ヵ月に 1-2回 37.5℃以上の発熱があり,治療を要することがある
4	(急性期) 7日以上発熱はなく,意識レベルは概ね良好 (回復期・生活期) 1ヵ月に 1-2回 37.5℃以上の発熱があるが,とくに治療をしなくても解熱する
5	発熱はなく,意識レベルは良好

〔小山珠美(編):口から食べる幸せをサポートする包括的スキル KTバランスチャートの活用と支援 第2版.p.24,医学書院,2017.〕

概要と解釈

　KTBCでは,発熱や意識状態に着目して全身状態をスコア化しています.発熱は全身の炎症反応を反映し,意識状態悪化は咽頭や気道の感度に影響します.発熱や意識状態は微小誤嚥と関わり合いがありますので,経口摂取を進めるうえで評価が必要です.

　評価2〜4点は,「急性期疾病で入院中の方」と「回復期または生活期にいる方」の2パターンで判断基準が異なっています.発熱の頻度,意識状態,発熱に対する治療の有無を客観的にみることでこの項目の評価は完成します.

支援方法

　全身状態を改善する方法は,薬物治療だけではありません.適切な薬物治療はもちろん重要ですが,続発症予防や日内リズム調整,保清,ADL確保など,総合的な治療支援が全身状態改善の一番の近道です.一方,全身状態がよい状態(4点や5点)のときなどは,対象者に多くの制限をしいると廃用症候群や続発症のリスクを高めますので,特に活動量や経口摂取の制限を行わないように努めましょう.

3 呼吸状態

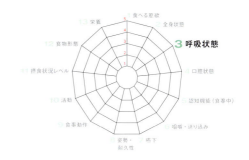

評価	内容
1	絶えず痰貯留があり,1日10回以上の吸引が必要
2	痰貯留があり,1日5-9回の吸引が必要
3	痰貯留があり,1日5回未満の吸引が必要
4	痰貯留があるが,自力で喀出が可能
5	痰貯留や湿性嗄声がない

※気管カニューレがある場合,-1点とする(ただし最低点は1点とする)
〔小山珠美(編):口から食べる幸せをサポートする包括的スキル KTバランスチャートの活用と支援 第2版.p.28, 医学書院, 2017.〕

概要と解釈

　KTBCでは,咽頭の痰貯留に着目して呼吸状態を判定します.食べる機能に問題がある方は,飲み込む(嚥下する)ことが不完全で咽頭に食べ物や痰,唾液などの分泌物が溜まる症状を呈するときがあります.ここでの「痰」とは,喉(喉頭や咽頭)にゴロゴロと溜まって飲み込んでも一掃されない貯留物を指しています.厳密には,気道粘膜からの分泌物が「痰」ですが,喉に溜まっているものが気道分泌物なのかどうかを日常で判定することは困難ですので,喉の貯留物全般を「痰」と表現しました.

　痰の処理が自身で行えず,吸引が必要な状況を呼吸状態不良(頻度に応じて1～3点),それ以外を良好(4～5点)と判定します.

支援方法

　飲み込み(嚥下運動)でクリアになりにくいのであれば,飲み込みの訓練や飲み込みやすい体位の工夫を行います.気道分泌物が主体であれば,排痰・喀痰の訓練も追加で必要かもしれません.いずれにせよ,嚥下運動が不十分で弱いことを念頭に,嚥下運動を惹起しにくい姿勢(頸部後屈,下顎挙上)を極力さけたポジショニングや離床に配慮してください.

4 口腔状態

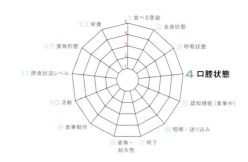

評価	内容
1	口腔衛生が著しく不良で,歯や義歯に歯科治療が必要
2	口腔衛生が不良で,歯や義歯に歯科治療が必要
3	口腔衛生は改善しているが,歯や義歯の治療は必要
4	口腔衛生は良好だが,歯や義歯の治療は必要
5	口腔衛生は良好で,歯や義歯の治療は必要としない

〔小山珠美(編):口から食べる幸せをサポートする包括的スキル KTバランスチャートの活用と支援 第2版.p.32,医学書院,2017.〕

概要と解釈

　経口摂取するためには,口腔の衛生管理を外すことはできません.口腔状態が不良な方は,咽頭や喉頭の粘膜の状態も同様に不良であることが考えられます.できるだけ安全に経口摂取するために,口腔衛生を評価し必要なケアを行います.

　KTBCの口腔状態を評価する項目は,主観的スケールです.口腔衛生状態を「良好」「改善」「不良」「著しく不良」の4段階と,歯科治療の必要性の有無を主観的に吟味してください.

支援方法

　急性疾病罹患中や禁食中は,口腔粘膜の状態はなかなか良好に保たれません.口腔衛生の状態は悪化しやすいです.定期的に観察し,現在の口腔ケアのうち何が足りないのか(回数なのか,質なのか),食べることで解決できるのかを他者と意見交換するとよいでしょう.歯科治療が必要だと判断したら積極的に歯科診療につなげるべきです.咀嚼状況が好転したり,唾液分泌が向上したり,専門家からアドバイスを受けるきっかけになります.

　口腔状態が不良なのは,ケアを担当する側の問題です.すべての高齢者に一律の口腔ケア方法でよいはずがありません.個別に口腔ケアのプランを立てましょう.

5 | 認知機能（食事中）

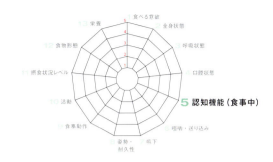

評価	内容
1	食事中の認知機能が著しく低く，覚醒レベルも低く，全介助が必要
2	食事中の認知機能が低く，全介助が必要
3	食事中の認知機能が低く，一部介助が必要
4	食事中の認知機能は概ね保たれているが，介助を必要とすることがある
5	食事中の認知機能は良好で，介助なしで食事摂取可能

〔小山珠美（編）：口から食べる幸せをサポートする包括的スキル KTバランスチャートの活用と支援 第2版．p.36，医学書院，2017.〕

概要と解釈

　食事中には，現在食事時間であることやお皿の上の食物，口の中に入った食物をそれぞれ認知し，食べる行為を遂行しなければなりません．KTBCでは，これらを全体でとらえ，食事中の認知機能と表現しています．⑨の食事動作とは切り離して（もしくは分けて）評価します．

　スコア化は主観的認知機能評価を軸に，介助の量で分けています．食事にかかわる認知機能が「良好」「概ね保たれている」「低い」「著しく低い」の4区分と，食事介助が「不要」「時々必要」「一部介助」「全介助」の4区分です．

支援方法

　食事時間であることを認知できていない場合には，食環境（部屋の環境）の整備を行います．多くの人は，食堂などほかに食事をしている人がいる場所で食事をすると改善しますが，注意散漫な方では時に独りの環境が適している場合もありますので，食事をする場所を再検討します．

　食器の上の食物を認知することが難しいときは，食器の色を変える，1皿に盛るなどの工夫が役立つかもしれません．口の中に入った食物を認知し，食べる行為を続けられないときには，環境，食具，食事介助法，生活リズムを含む多角的アプローチが必要かもしれません．スタッフ間で協議し，個々に合った手法を探しましょう．

6 | 咀嚼・送り込み

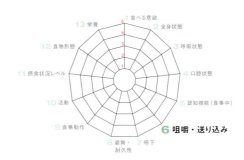

評価	内容
1	食べるための口・舌・頬・あごの動きのすべてがかなり困難
2	食べるための口・舌・頬・あごの動きのいずれかがかなり困難
3	食べるための口・舌・頬・あごの動きのいずれかが困難だが，何らかの対処法で対応できる
4	食べるための口・舌・頬・あごの動きのいずれも概ね良好
5	食べるための口・舌・頬・あごの動きのすべてが良好

〔小山珠美(編)：口から食べる幸せをサポートする包括的スキル　KTバランスチャートの活用と支援　第2版．p.39，医学書院，2017．〕

概要と解釈

　咀嚼とは，噛んで食べ物をすりつぶし，唾液を混ぜペースト状に近い形態に口の中で変化させる一連の運動を指しています．口の中の食べ物を飲み込めるように準備する行為ですので，顎だけでなく口唇・舌や頬・唾液分泌もかかわっています．送り込みは，飲み込める状態になった食べ物を口の中から喉(咽頭)へ送り込む運動を指します．口唇・舌や頬・下顎の協調運動で成り立ちます．

　この評価は，主観的な5段階スケールです．咀嚼・送り込みにかかわる口・舌・頬・顎の動きを食事場面にかかわるスタッフが評価します．

支援方法

　咀嚼・送り込み動作がかなり困難な場合，入念な機能的口腔ケアが必要です．舌の可動域や抵抗訓練，咬合力を高める噛む訓練，口の開閉運動などに取り組みます．

　食物形態の不一致，または食物認知不良のため，咀嚼や送り込みがうまくできないという症状がでているときもあります．姿勢，食物形態の見直し，食事介助法や食支援全般の再検討が有効かもしれません．

7 嚥下

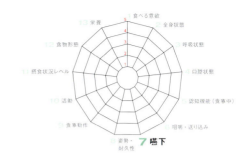

評価	内容
1	嚥下できない，頻回のむせ，呼吸促迫，重度の誤嚥
2	嚥下は可能だが，むせや咽頭残留，呼吸変化を伴う
3	嚥下は可能だが，むせ・咽頭残留・複数回嚥下・湿性嗄声のいずれかを伴うが，呼吸変化はなし
4	嚥下可能で，むせはない，咽頭残留はあるかもしれないが，処理可能，良好な呼吸
5	嚥下可能で，むせ・咽頭残留はなく，良好な呼吸

〔小山珠美(編)：口から食べる幸せをサポートする包括的スキル KTバランスチャートの活用と支援 第2版．p.46，医学書院，2017.〕

概要と解釈

　嚥下とは，食べるプロセスのうち「ゴクン」と飲み込む瞬間の動作をいいます．KTBCでは提供している食事で嚥下運動ができるかどうか，その結果としてむせや咽頭残留(喉に貯留)，呼吸状態の変化があるかどうかという点を観察し，スコア化します．

　食事場面での観察を念頭に置いていますが，慎重さが必要な状況では，テスト食品(均質なゼリーやとろみの濃い液体)を用いて評価してもよいです．

支援方法

　嚥下運動が可能な場合(2〜5点)は，経口摂取できる可能性があります．

　2点は，食事を提供して食べるにはとてもリスクが高いため，技術と経験のある限られたスタッフが姿勢や食物形態，意識レベルに配慮してかかわるべき状況です．

　3点は，食事場面のリスク管理を学習したスタッフであれば，食事を提供できるレベルです．

　4〜5点は，食物形態と姿勢調整を行い，誤嚥リスクに配慮した食事提供が可能です．

　筋力が衰えている方に対しては，嚥下訓練だけでは支援が完結しません．KTBCのほかの項目へのアプローチを続けることによって，この項目も徐々に改善することが見込まれます．

8 姿勢・耐久性

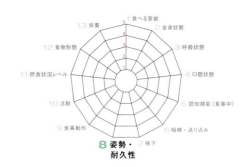

評価	内容
1	ベッド上で食事の姿勢保持が困難、あるいはベッド上ですべての食事をしている
2	リクライニング車いすで食事の姿勢保持が困難で、かなりの介助が必要
3	介助によりリクライニング車いすで食事の姿勢保持が可能
4	介助により普通型車いすで食事の姿勢保持が可能
5	介助なしで普通の椅子で食事の姿勢保持が可能

〔小山珠美（編）：口から食べる幸せをサポートする包括的スキル　KT バランスチャートの活用と支援　第2版．p.54, 医学書院, 2017.〕

概要と解釈

　食事場面で正しい姿勢をとることは、誤嚥リスク軽減や摂食量増加につながります。適切な姿勢をとるために必要な体幹・四肢の筋機能を端的に評価できるように、KTBC では現在の食事姿勢に着目して5段階でスコア化します。食支援における耐久性とは、食事中に姿勢を保ち続けられるかどうかという視点で評価します。

　ベッド上あるいはリクライニング車いす、普通型車いす、椅子の利用や姿勢の保持をみます。現在禁食中ならば、1点と評価します。

支援方法

　耐久性を高めるためには、荷重負荷訓練が必要です。食事場面以外にも起床・離床することで体幹筋（特に背筋）に荷重がかかり、耐久性を増すことができます。特別な器具を用いたり、特殊資格をもった人だけが行うのではなく、すべてのケア提供者が取り組むべきことです。

　耐久性が増してきたら、ベッドからリクライニング車いすへ、リクライニング車いすから普通型車いすへ、普通型車いすから椅子へといった具合に、座る場所を変えていくようにしましょう。

9 食事動作

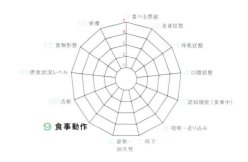

評価	内容
1	すべての食物を皿から自分の口に運び，咀嚼嚥下する食事動作に相当の介助が必要．自力では食事動作の25％未満しかできない，あるいは経管栄養
2	介助が必要．自力で食事動作の25％以上50％未満を行う
3	一部介助が必要．自力で食事動作の50％以上を行う
4	食事動作に間接的な介助のみ(準備や見守り)が必要で，自立している．(食事時間が長くかかる症例も含める)
5	食事動作が完全に自立している．(自助具を使用する場合も含む)

〔小山珠美(編)：口から食べる幸せをサポートする包括的スキル KTバランスチャートの活用と支援 第2版．p.62, 医学書院, 2017.〕

概要と解釈

　ここでいう「食事動作」とは，食器の上の食物を食具を使って口に運び，捕食し，食具を抜き去る動作と，食器の配置変更を含めた食具操作全般を意味しています．

　必要な介助量が全食事動作の何％くらいを占めているのか主観で判断しスコア化します．すべての食事動作を介助で行う，または禁食のときは1点と判定されます．声かけ，準備(セッティング)，見守りだけでよければ4点です．自助具の使用は問いません．

支援方法

　「できる能力は必ず使ってもらう」という基本方針でかかわります．下膳時刻に間に合うようにとケア提供者が手を貸しすぎることは食事動作改善の妨げになります．給食配膳や下膳のルールを再検討することも支援方法の1つです．

　自助具を適切に使用すること，食事姿勢や食物形態を見直すことで，食事動作や食事時間が改善するケースもあります．

10 活動

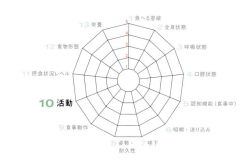

評価	内容
1	寝たきり，ベッドからの移乗・トイレ・食事・更衣などすべてに介助が必要
2	介助で車いすへの移乗が可能で，ベッドから離れて食事が可能だが，めったに外出はしない
3	介助で車いすへの移乗が可能で，ベッドから離れて食事が可能．さらに介助でよく外出する
4	自力で車いすへの移乗が可能で，ベッドから離れて食事が可能だが，めったに外出はしない
5	自力で車いすへの移乗が可能で，ベッドから離れて食事が可能．1人で外出が可能，あるいは介助でよく外出する

〔小山珠美（編）：口から食べる幸せをサポートする包括的スキル　KTバランスチャートの活用と支援　第2版．p.68, 医学書院, 2017.〕

概要と解釈

　日常生活動作のなかでも，移乗，食事環境，外出に焦点を当てて活動レベルを評価しています．活動量が増えることと食べる機能の改善や誤嚥性肺炎の減少は，密接にかかわっています．座る機能・活動範囲の評価は，全般的な活動量を最も端的に簡易に評価できると考えられます．直近1日または数日間の活動を5段階基準に照らし合わせて点数を記録します．

支援方法

　急性疾患で入院中の方は，活動を制限されていることがあります．診療上必要な制限なのか，慣例で制限しているだけなのかを見極め，積極的に離床を進め，本来の活動レベルに合わせたADL拡大などの支援を行いましょう．
　回復期・生活期の方は，本来の活動能力をフルに活用・発揮できるように，日中のケアプランを定期的に見直すようにします．

11 摂食状況レベル

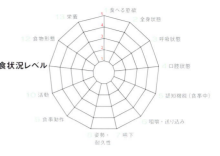

評価	内容
1	人工栄養のみ，もしくは間接嚥下訓練のみ
2	少量の経口摂取は可能（直接嚥下訓練含む）だが，主に人工栄養に依存
3	半分以上が経口摂取で，補助的に人工栄養を使用
4	形態を変えた食事や飲料を経口摂取，人工栄養は使用しない
5	形態を変えずに食事や飲料を経口摂取，人工栄養は使用しない

〔小山珠美（編）：口から食べる幸せをサポートする包括的スキル　KTバランスチャートの活用と支援　第2版．p.72, 医学書院，2017.〕

概要と解釈

摂食状況レベルは，信頼性と妥当性が検証済みの「摂食嚥下状況のレベル評価」[1]を参考に簡略化し，KTBC独自のスケールに変更したものです．人工栄養（代替栄養）が必要なのか，その割合，嚥下調整食を摂取しているのかを検討し，数値化します．人工栄養は栄養投与目的の点滴・経管栄養を指しています．

支援方法

本項目でみているのは，「どのように」「何を」栄養摂取しているかです．つまり，多面的で包括的食支援の結果を摂食嚥下機能として間接的にみているといえます．摂食状況レベルを向上させるためには，ほかのKTBC項目に目を向け，弱点を支援し強みを補強するような多面的支援を行います．

1) Kunieda K, Ohno T, Fujishima I, et al：Reliability and validity of a tool to measure the severity of dysphagia：the Food Intake LEVEL Scale. Journal of Pain and Symptom Management 46(2)：201-206, 2013. doi：10.1016

12 | 食物形態

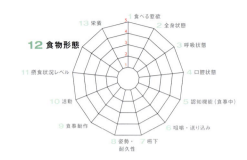

評価	内容
1	口からは何も食べていない
2	ゼリーやムース食を主に食べる
3	ペースト食を主に食べる
4	咀嚼食を主に食べる
5	普通食を主に食べる

〔小山珠美(編):口から食べる幸せをサポートする包括的スキル　KT バランスチャートの活用と支援　第2版. p.80, 医学書院, 2017.〕

概要と解釈

　KTBC は食支援促進ツールですので，食物の形態についても評価します．経口摂取していない(1点)から噛みやすさ・飲み込みやすさの段階に応じて，普通食を食べる(5点)までの5段階評価です．

　ゼリーやムース食(2点)は，必ずしもゼリー食・ムース食という名称で提供されていないかもしれません．均質でまとまり(バラつき)，付着性(ベタつき)が調整された食事を指しています．

　ペースト食(3点)は，ミキサー食やピューレ食とよんでいる施設もあるかもしれません．舌で送り込む力や押しつぶす力が少なからず必要な形態を指します．

　咀嚼食(4点)は，弱い力で噛みながら食べる形態を指しています．

支援方法

　口腔機能，嚥下機能，姿勢・耐久性が改善してくると，食物の形態はレベルアップできます．吸うことができる，噛むことができる，飲み込むことができるようになったにもかかわらず，変わらずゼリー食を提供していませんか？　栄養状態が不良になっていませんか？　KTBCのほかの項目の改善とともに，適切な食物形態は変化します．

13 栄養

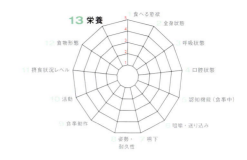

評価	内容
1	栄養状態がとても悪い
2	栄養状態が悪い
3	栄養状態が悪くない
4	栄養状態が良い
5	栄養状態がとても良い

栄養補助診断基準
★3ヵ月の体重減少の有無とBMIで総合評価する．
　3ヵ月の体重変化
　　3ヵ月の体重減少 5％以上　　　　　0点
　　3ヵ月の体重減少 3％以上 5％未満　1点
　　3ヵ月の体重減少 3％未満 or 不明　2点
　　3ヵ月の体重減少なし　　　　　　　3点
　BMI
　　BMI 18.5 未満，不明　　　0点
　　BMI 18.5-20，BMI 30 以上　1点
　　BMI 20.1-29.9　　　　　　2点
　総点数
　　評価1：合計1点　栄養状態がとても悪い
　　評価2：合計2点　栄養状態が悪い
　　評価3：合計3点　栄養状態が悪くない
　　評価4：合計4点　栄養状態が良い
　　評価5：合計5点　栄養状態がとても良い

〔小山珠美（編）：口から食べる幸せをサポートする包括的スキル　KTバランスチャートの活用と支援　第2版．p.88，医学書院，2017．〕

概要と解釈

　KTBCで採用している栄養評価は，Malnutrition Universal Screening Tool（MUST）という国際的な栄養スクリーニングツールに準拠しています．体重変化と現体重をもとに算出したBody Mass Index（BMI）を用いてスコア化します．体重変化を0～3点，BMIを0～2点で採点し，合計点数を栄養項目の評価点数とします．合計0点の場合は評価1点です．

支援方法

　栄養状態の改善には一般的に長い期間を要します．体重1kgが増えるのに早くても1～2か月かかります．ほかのKTBC項目は，1週間単位または数週間単位で変化していきますが，栄養の項目はなかなか変化しません．継続した食支援が重要というわけです．

COLUMN

評価者によるスコアの違い

　KTバランスチャート(KTBC)は，主観的評価スケールを多く含んでいます．主観的評価ですので，客観的なものと異なり，評価する人(検者)によって若干の相違が出てきます．これはすべての主観的ツールにも同様にいえることです．

　はたして検者による相違は問題となるのでしょうか？ KTBCについていえば，検者による相違は特に問題視する必要はありません．多面的で包括的な評価であることが食支援をするうえで最も重要なことです．KTBCは，包括的な視点で，検者による相違が最小であることやツールとして多面的評価ができていることが証明されています[1]．1つひとつの項目のわずかな違いに気をとられすぎて，多面的・包括的ケアをし損ねることがないように注意してください．

1) Maeda K, Shamoto H, Wakabayashi H et al：Reliability and Validity of a Simplified Comprehensive Assessment Tool for Feeding Support：Kuchi-Kara Taberu Index. Journal of the American Geriatrics Society 64(12)：e248-e252, 2016.

多職種チーム3種類

　食支援や誤嚥性肺炎のケアには，多職種でのかかわりが欠かせません．新たな価値や思いもよらぬ打開策などが得られることもあります．また，多面的ケアが相乗的に効果を発揮するか否かは，多職種チームのあり方次第です．

　多職種チームには①multi-disciplinaryチーム，②inter-disciplinaryチーム，③trans-disciplinaryチームという3つの概念があります．

　①は，各個人が専門職として非常に高いプロ意識をもち，自分の役割を100％果たすエキスパート集団です．救急医療の現場などで重宝します．

　②は，それぞれが職種を超えて意見を言い合えるチームです．成熟したこのチームでは，生産的で効率的なカンファレンスを行えます．

　③は，職種を超えて足りないものを補えるチームです．代替がきくチームといってもよいかもしれません．

　食支援を行ううえでは，この3つのチームすべてのエッセンスが重要だと思います．プロ意識を高くもち，質の高いディスカッションができ，互いに補完し合える組織づくりをめざしましょう．

索引 INDEX

数字・欧文

3号液 52
3つの工夫 8, 69
3つの柱 8
7つの多面的アプローチ 8
ACE阻害薬 94, 95
ADL (activities of daily living：日常生活動作) 40, 42, 49, 99
ADL訓練 42
ADL支援 36, 40
CGA (Comprehensive Geriatric Assessment) 89
GNRI (Geriatric Nutritional Risk Index) 58
H₂RA (histamine H₂ receptor antagonist：H₂ブロッカー) 7, 93
IDDSI (International Dysphagia Diet Standardization Initiative) 74, 75
KTBC (Kuchikara Taberu Balance Chart：KTバランスチャート) 116, 130
MNA-SF (Mini Nutritional Assessment-Short Form) 58
PPI (proton pump inhibitor) 7, 92
ROM (range of motion) 43
ROM訓練 43
S-SPT (simple swallowing provocation test：簡易嚥下誘発試験) 96
V-VST (volume-viscosity swallow test) 96

あ行

悪影響を及ぼす可能性のある薬 90, 92
顎をひく 103
足抜き 83
遊びリテーション 46
アタラックス® 91
アトロピン 91
アマンタジン 95
アミトリプチリン塩酸塩 91
アンギオテンシン変換酵素阻害薬 94
維持液 52
維持するためのリハビリテーション（ケア）37
イミプラミン塩酸塩 91
うがい 24
うすいとろみ 77

運動 55, 60
栄養, KTBCにおける 129
栄養管理 8, 40
栄養ケア 56
栄養状態 6
栄養面の工夫, 調整食の 73
栄養量目標 56
エネルギー量 56
エフピー® 91
嚥下, KTBCにおける
嚥下機能 6, 70
嚥下失行 115
嚥下食ピラミッド 75
嚥下体操 28, 39, 45
嚥下躊躇 115
嚥下調整食 66, 74
嚥下調整食学会分類2013 74, 75
エンタカポン 91
オキシブチニン塩酸塩 91
オランザピン 91

か行

開口運動 27
階段昇降パワーリハ 62, 64
顔じゃんけん 46, 47
下肢筋力増強パワーリハ 62
肩関節のROM訓練 43
肩・首の柔軟体操 29
顎下腺 14
合唱 46, 47
活動, KTBCにおける 126
可撤式義歯 20
過度のリクライニング位 113
カプサイシン 95
噛む動作 27
カラギーナン 76
カリウム 68
カロリー 56
―― 摂取量の簡易計算法 57
簡易嚥下誘発試験 (S-SPT) 96
緩衝作用 19
寒天 76
キサンタンガム系 76
義歯 20, 22
―― 洗浄剤 23
―― 装着 22
―― の使用方法 22
―― の清掃 22, 32
―― の長時間装着 22
―― の役割 20
―― ブラシ 23

義歯調整と食形態 78
義歯不適合 79
―― と嚥下咀嚼筋群のサルコペニアによる誤嚥のリスク 21
―― の影響 20
起床 50, 65, 67, 81
基礎疾患 6
機能的口腔ケア 14-16, 23
―― , ケア提供者が全面的に行う 26
―― , 自立している方向け 28, 30
―― , 要介助者の 33
―― と口腔保清の相乗効果 14
嗅覚 112, 113
求心性刺激 35
狭義のリハビリテーション 36, 38
起立性低血圧 48
筋萎縮 80
筋弛緩作用 92
禁食 34
―― 回避 41
―― 患者の口腔内細菌 35
―― 中の口腔衛生 34
―― と誤嚥性肺炎 35
筋肉 54
―― にフォーカスした栄養管理 54, 55
グァーガム系 76
クエチアピンフマル酸塩 91
クエン酸咳テスト 96
薬
―― , 悪影響を及ぼす可能性のある 90, 92
―― , よい影響をもたらす可能性のある 94
―― の工夫 8
口すぼめ 43
口を大きく動かす体操 28, 29
首・肩の柔軟体操 29
首の角度 103
クラリチン® 91
クレブシエラ 34
黒コショウ 95
クロザピン 91
クロザリル® 91
クロルフェニラミン 91
クロルプロマジン 91
ケアプラン 41
経口摂取による栄養量確保 63
頸部回旋 110, 111
―― を検討すべき場合 111

索引 INDEX

頸部筋ストレッチ　27
頸部筋マッサージ　27
頸部後屈位　86
頸部拘縮　86
　──の方の食事介助時の工夫　87
　──の予防と回復　87
頸部前屈位　80, 84-86
血清アルブミン値　59
ゲル化剤　76
濃いとろみ　77
抗アレルギー薬　7
更衣　43
口渇　90
広義のリハビリテーション　36, 38, 40
抗菌・殺菌作用　19, 90
口腔
　──の衛生状態　6
　──のリハビリテーション　14, 26
口腔機能　6, 70
口腔ケア　8, 14, 23, 39, 109
　──, 要介助者の　32
　──計画　17
　──時の介助　109
　──と口腔内細菌　17
　──の2つの要素　15
口腔状態, KTBCにおける　120
口腔清掃　14, 16, 23
口腔体操　14, 28
口腔内細菌　16, 17
　──環境の正常化　16
　──コントロール　16
口腔粘膜の乾燥　24
口腔保清　14-16, 23
　──, 要介助者の　32
　──のステップ　24
抗コリン作用　90, 92
抗コリン薬　7, 93
抗コリンリスクスケール（Anticholinergic Risk Scale）　90, 91
口臭と口腔内細菌　17
拘縮予防の可動域訓練　66
口唇の知覚　114
口唇閉鎖　28
抗精神病薬　92, 93
向精神薬　7
抗てんかん薬　92, 93
喉頭　84, 85
喉頭蓋　84, 85
抗不安薬　92

口輪筋　28, 31, 33
高齢者総合機能評価（CGA）　89
誤嚥　6
誤嚥性肺炎　2
　──治療中の栄養ケア　56
　──治療中のカロリー摂取量　57
　──治療中のための水分管理　52
　──の疫学　2, 3
　──の起因菌　2
　──の診断方法　12
　──の治療　3
　──の発症にかかわる要因　6, 7
　──の発症リスク　34
　──の予後　3
　──の予防とケアにおける7つの多面的アプローチ　8
　──の予防と治療に必要なアプローチ　3
　──予防のための水分管理　52
　──予防のためのカロリー基準　56
誤嚥物の侵襲性　4, 5
誤嚥リスク　10
　──管理　106
　──最小化　98
　──を軽減した食事介助　65
五感　112
股関節のROM訓練　43
呼気増強訓練　43
呼吸介助　43
呼吸筋　31
呼吸状態, KTBCにおける　119
呼吸する機能へのケア　31
呼吸リハビリテーション　43
個体の抵抗力　4, 5
　──と誤嚥物の侵襲性　4, 5
　──と誤嚥物の侵襲性のバランスを悪くする因子　5
骨盤　82
　──が立っている状態　82
コムタ®　91
コランチル®合剤　91
コントミン®　91

さ行

座位　82
座位訓練　42, 43
座位保持訓練　67
作業療法　45
坐骨　82, 83
誘い笑い　30

サブスタンスP　94, 95
左右のバランス　102
サルコペニア　50
　──, 咀嚼嚥下筋の　20
ザンタック®　91
視覚情報　112, 113
耳下腺　14, 26
自浄作用　18, 90
姿勢・耐久性, KTBCにおける　124
姿勢調整　29, 80
舌
　──の可動域拡大のためのストレッチ　26, 27
　──の知覚　114
　──の抵抗訓練　26, 27
　──のブラッシング　23, 32
　──を大きく動かす体操　28, 29
疾患別リハビリテーション　36, 38
湿潤作用　90
ジフェンヒドラミン塩酸塩　91
ジプレキサ®　91
シプロヘプタジン塩酸塩水和物　91
シメチジン　91
集団体操　38, 63, 65
集団で行うリハビリテーション　44-46
重度認知症患者の食事介助　112
手指の知覚　113, 114
酒石酸トルテロジン　91
潤滑作用　18, 90
消化管機能　7
消化作用　19
上肢の抵抗訓練　43
小唾液腺　15, 18, 26
　──の分布　15
　──のマッサージ　33
食具操作　106
食具の工夫　72, 73
食具を持つ手の介助　109
食形態　70
　──と義歯調整　78
　──の工夫　8, 70, 110
　──の指標　74
食形態選びの基本　70, 71
食事
　──をしている最中のケア　100
　──を拒絶する方への対応　101
　──を見る必要性　105
食事介助　7
　──, 頸部拘縮の方の　87
　──, 重度認知症患者の　112
　──とケア提供者　11

食事介助技術　9, 98
　──を習得する必要性　10
食事拒否　101
食事時間
　──であることを認知する工夫　105
　──の前のケア　100
食事中の姿勢　108
食事動作, KTBCにおける　125
食事動作機能の維持・向上　98
食の五感　112
食物形態, KTBCにおける　128
食物認知　104, 114
触覚　112
食器配置　104
食器を持つ　108
自立している方向けの機能的口腔ケア
　　28, 30
尻抜き　83
ジルテック®　91
シロスタゾール　95
深呼吸　31
身体機能　6
身体拘束廃止　41
シンメトレル®　91, 95
水分とろみ付け　71
水分の形態調整　70, 71
スクイージング　43
スクリーニングツールと体重による2段階評価法, 低栄養の　59
ずっこけ座り　82, 83
ストローゲーム　47
スプーン操作　107, 108, 114
すべり座り　82, 83
スポンジブラシ　23, 32
スマイルケア食　74, 75
ずれ力　83
座ってできる体操　64
座り方　80
　──, 要介護者の　82
制酸薬　7, 92, 93
セチリジン塩酸塩　91
舌下腺　14
舌骨　84, 85
摂食嚥下運動　68, 112
　──のメカニズム　68
摂食嚥下機能評価　96
摂食嚥下障害　68
　──の方への水分促し　52
摂食嚥下障害・脱水・誤嚥性肺炎の関係　53
摂食機能療法　98

摂食状況レベル, KTBCにおける
　　127
摂食量増加　11, 98
接地　102
背抜き　83
セラチア　34
ゼリー状栄養補助食品　73
ゼリー食　72, 78
セルフケア拡大　98
セルフケア支援　108
セレギリン塩酸塩　91
セレネース®　91
セロクエル®　91
仙骨　82, 83
全身状態, KTBCにおける　118
せん妄　49
総義歯　21
増粘剤　76
咀嚼嚥下筋　20
　──のサルコペニア　21
咀嚼・送り込み, KTBCにおける
　　122
ソフト食　78

た行

退院支援　41
体幹後傾位　110
耐久性訓練　42
大小唾液腺のマッサージ　15
代償法　110
体操　44, 45
大唾液腺　14, 18, 26
　──の分布　15
　──のマッサージ　29, 33
唾液　18, 90
　──の役割　18, 19
唾液腺のマッサージ　26, 33
タガメット®　91
立ち上がり訓練　44, 45
立ち上がりパワーリハ　64
脱水　52
　──症状のサイン　53
　──補正　52
他動的な口腔ケア　32
食べる意欲, KTBCにおける　117
食べる環境づくり　100
食べる姿勢　102
　──, 車いすの場合　103
　──, ベッド上の場合　103
食べる場所　100
タンパク質摂取　54

タンパク質パウダー　73
チザニジン塩酸塩　91
中間のとろみ　77
中鎖脂肪酸油　73
聴覚　112, 113
　──入力　113
腸球菌　34
調整食　72
　──の一歩進んだ工夫　72
　──の栄養面の工夫　73
　──の盛り付けの工夫　73
　──をおいしくいただくための工夫
　　72
鎮静薬　81
次の一口　115
低栄養　56
　──の判断方法　58
　──の2段階評価法　59
　──を判断するための要素　59
低体重　56
ティルト　102
デジレル®　91
デトルシトール®　91
テルネリン®　91
デンプン系　76
トイレ動作　43
ドパミン産生亢進薬　95
トフラニール®　91
トラゾドン塩酸塩　91
トリプタノール　91
とろみ剤　76
とろみ状栄養補助食品　73
とろみの程度　77

な行

内服薬　7
におい　113
日常生活動作（ADL）　42
　──支援　36
日内リズム　49, 51, 81
　──づくり　41
日中の起床　50, 65, 67, 81
日中の離床　48, 65, 66, 67
認知機能　7
認知機能（食事中）, KTBCにおける
　　121
ネオドパストンL®　91
寝たきり高齢者　60, 66
　──のリハ栄養の実践　66
粘膜清掃　23, 32
粘膜保護作用　19, 90

索引 INDEX

は行

ノバミン® 91
飲み込みに安全な姿勢づくり 80
ノリトレン® 91
ノルトリプチリン塩酸塩 91

肺臓炎 4
廃用症候群 48, 80
　── の予防 49
パキシル® 91
バクロフェン 91
パタカラ体操 30
発声・咳嗽訓練 43
発話・発声・笑いを引き出すコミュニケーション 31
話す機能へのケア 30
歯磨き 23
パロキセチン塩酸塩水和物 91
ハロペリドール 91
パワーリハ 62
半夏厚朴湯 95
ピーゼットシー® 91
尾骨 82, 83
ビ・シフロール® 91
ヒスタミン H_2 受容体拮抗薬 7, 93
ビタミン B_1 68
ヒドロキシジン 91
表情筋 26, 28, 33
　── のストレッチ 26, 27
ピレチア® 91
風船バレーボール 46, 47
ふき取り 32
　── ガーゼ 32
腹圧上昇 82, 102
副作用 88
腹式呼吸 43
ブクブク競争 47
不顕性誤嚥 12
　── の評価法 96
不十分なリクライニングの影響 50
不適合義歯 20
部分床義歯 21
不眠症治療薬 92, 93
プラミペキソール塩酸塩水和物 91
プリンペラン® 91
フルフェナジンマレイン酸塩 91

フルメジン® 91
フレイル 50
フレイル高齢者 60, 62
　── のリハ栄養の実践 62
プレタール® 95
プロクロルペラジン 91
プロトンポンプ阻害薬（PPI）7, 92
プロメタジン塩酸塩 91
ペクチン 76
ペダル回転運動 67
ペリアクチン 91
ベンゾジアゼピン系睡眠薬 92
ポジショニング 9, 80, 81
　── ケア 81
　── の工夫 8, 80
保湿 32
　──, 口腔保清後の 24
ポラキス® 91
ポララミン® 91
ポリファーマシー 88, 92
　── の影響 89

ま行

マグネシウム 68
マンツーマンで行うリハビリテーション 42
味覚 112, 114
ミキサー食 66, 72, 78
水飲みテスト 96
ミルタザピン 91
メチシリン耐性黄色ブドウ球菌（MRSA）34
メトカルバモール 91
メトクロプラミド 91
メンソール 95

や行

薬剤の工夫 88
ユニバーサルデザインフード 74
指巻きガーゼ 32, 33
よい影響をもたらす可能性のある薬 94
要介護高齢者 60, 64
　── のリハ栄養の実践 64
要介護者の座り方 82
要介助者への口腔ケア 32

溶媒作用 19

ら行・わ行

ラニチジン塩酸塩 91
リオレサール® 91
リクライニング 50, 80, 110, 111
　──, 過度の 113
　── 車いすの活用 66
離床 48, 65-67
　── がもたらす効果 49
リスパダール® 91
リスペリドン 91
立位・歩行訓練 42, 43
利尿薬 7, 90, 93
リハ栄養 60
　── の基本 61
　── の実践, 寝たきり高齢者の 66
　── の実践, フレイル高齢者の 62
　── の実践, 要介護高齢者の 64
　── の対象者 60
　── の対象者とその介入 61
リハビリテーション 8, 36, 37, 60
　──, 狭義の 36, 38
　──, 広義の 36, 38, 40
　──, 口腔の 14, 26
　──, 集団で行う 44-46
　──, マンツーマンで行う 42
　── の概念 36
リハビリテーション栄養 60
リフィーディング症候群 68
リン 68
レクリエーション 39
レジン 23
レスタミンコーワ 91
レメロン® 91
ロートエキス 91
ロバキシン® 91
ロベミン® 91
ロペラミド塩酸塩 91
ロラタジン 91
笑いを引き出すコミュニケーション 31
笑う機能へのケア 30